常见病超声诊断病例解析

名誉主编 尹立雪

主 编 谭 静 刘 军 张文军

科学出版社

北 京

内 容 简 介

本书共分为四章内容，分别为腹部、心血管、妇产儿科、浅表器官及肌骨神经超声病例及解析。选取了共计72例超声临床病例，包含病例的主诉、现病史、既往史、体格检查、超声检查及其他影像学检查等资料，每个病例选择相应的典型图片，并简要总结了该病例的诊断思路及鉴别诊断要点等。本书立足大量临床病例，结合常规超声检查、其他影像学检查和病理检查图片，并增加了对疾病诊断分析的内容，是一部具有原创性、实用性的指导超声技术应用的专著，适合各级医院低年资超声医师、全科医师及相关临床专业医师、医学院校相关专业学生阅读参考。

图书在版编目（CIP）数据

常见病超声诊断病例解析 / 谭静，刘军，张文军主编 . —北京：科学出版社，2022.12
　　ISBN 978-7-03-073773-1

　Ⅰ.①常… 　Ⅱ.①谭… ②刘… ③张… 　Ⅲ.①超声波诊断－病案
Ⅳ.① R445.1

中国版本图书馆 CIP 数据核字（2022）第 216704 号

责任编辑：高玉婷 / 责任校对：张　娟
责任印制：赵　博 / 封面设计：龙　岩

科 学 出 版 社 出版
北京东黄城根北街 16 号
邮政编码：100717
http://www.sciencep.com

北京九天鸿程印刷有限责任公司 印刷
科学出版社发行　各地新华书店经销
*

2022 年 12 月第　一　版　开本：787×1092　1/16
2022 年 12 月第一次印刷　印张：10 3/4
字数：180 000
定价：108.00 元
（如有印装质量问题，我社负责调换）

编者委员会

名誉主编　尹立雪　四川省人民医院

主　　编　谭　静　四川省人民医院温江医院·成都市温江区人民医院

　　　　　刘　军　四川省人民医院

　　　　　张文军　四川省人民医院温江医院·成都市温江区人民医院

副主编　周　秘　四川省人民医院温江医院·成都市温江区人民医院

　　　　　刘　蓉　四川省人民医院温江医院·成都市温江区人民医院

　　　　　李　蔚　四川省人民医院温江医院·成都市温江区人民医院

　　　　　胥卉苹　四川省人民医院温江医院·成都市温江区人民医院

　　　　　罗定强　四川天府新区人民医院

编　　委　朱文玲　四川省人民医院温江医院·成都市温江区人民医院

　　　　　兰　海　四川省人民医院温江医院·成都市温江区人民医院

　　　　　赵津艺　四川省人民医院温江医院·成都市温江区人民医院

　　　　　张俊清　四川省人民医院温江医院·成都市温江区人民医院

　　　　　秦　倩　四川省人民医院温江医院·成都市温江区人民医院

　　　　　张　艺　四川省人民医院温江医院·成都市温江区人民医院

　　　　　许　达　四川省人民医院温江医院·成都市温江区人民医院

　　　　　张知剑　四川省人民医院温江医院·成都市温江区人民医院

　　　　　刘　婷　四川省人民医院温江医院·成都市温江区人民医院

　　　　　杨　梅　乐山市中医医院

　　　　　王燕萍　四川省人民医院温江医院·成都市温江区人民医院

　　　　　胥苏玲　四川省人民医院温江医院·成都市温江区人民医院

　　　　　唐　茜　四川省人民医院温江医院·成都市温江区人民医院

　　　　　龙洁莹　四川省人民医院温江医院·成都市温江区人民医院

　　　　　谭雪艳　四川省人民医院温江医院·成都市温江区人民医院

王思敏 四川省人民医院温江医院·成都市温江区人民医院

刘 菜 四川省人民医院温江医院·成都市温江区人民医院

呼 勤 四川省人民医院温江医院·成都市温江区人民医院

王 灏 四川省人民医院温江医院·成都市温江区人民医院

王柄华 四川省人民医院

游益娟 四川省人民医院

名誉主编简介

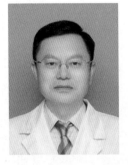

尹立雪，主任医师、教授、研究员、博士生和博士后导师。

电子科技大学附属医院·四川省人民医院心血管超声及心功能科主任兼超声医学研究所所长、心脏中心执行主任。四川省心血管病临床医学研究中心(国家心血管病临床医学研究中心分中心）主任。超声心脏电生理学与生物力学四川省重点实验室主任、四川省超声医学质量控制中心业务主任。

中华医学会理事，中华医学会超声医学分会顾问、超声医学分会第七届、第八届和第九届副主任委员。中国医药教育协会常务理事兼超声医学专业委员会主任委员。中国医师协会超声医师分会第一届和第二届副会长、中国医疗保健国际交流医促会超声医学分会第一届副会长。四川省医学会和四川省医师协会常务理事兼候任主委和超声分会会长。

美国梅奥医学中心（Mayo Clinic）心血管科原研究员、托马斯·杰斐逊（Thomas Jefferson）大学超声研究所和犹他大学医学中心心血管科访问学者。亚太超声心动图协会创会理事和执行委员。中国超声心动图学会创始人。美国 Circulation CVI 杂志中文版副主编。《中华超声影像学杂志》原副总编。

原卫生部有突出贡献中青年专家、国务院政府特殊津贴专家，四川省学术和技术带头人、四川省卫生健康首席专家、天府名医、四川省先进工作者。获得中国医师协会超声医师分会中国杰出超声医师奖、中国医师协会心内科医师分会工作优秀奖和中国超声医学工程学会全国优秀超声医学专家荣誉称号等专业荣誉。

主编学术型专著《超声心脏电生理学》和《超声心脏力学》2部、实用型专著10余部。主持翻译学术专著2部。参编国内外学术专著和教材20余部。在国内外发表学术论文300余篇，其中50余篇在 *JACC*、*JASE*、*EHJ-CVI*、*PACE* 等 SCI 和 EI 收录杂志发表。获国家发明和实用新型专利授权14项、软件著作权登记2项。主持制定5项全国心血管疾病诊断指南、规范和专家共识。获得四川省科技进步一等奖3项、二等奖1项、三等奖4项；中华医学科技奖三等奖2项；成都市科学技术进步奖三等奖2项。中华医学科技奖、国家自然科学基金、国家重点研发计划项目会评专家和国家科技奖评审专家。

主编简介

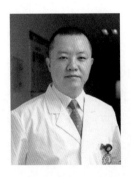

谭静，四川省人民医院温江医院·成都市温江区人民医院超声医学科主任，主任医师，中国医药教育协会超声医学专业委员会常务委员，四川省医学会包虫病专委会第一届委员，四川省医师协会超声医师分会委员，四川省抗癌协会第一届超声专业委员会常务委员，中国超声医学工程学会分子影像专业委员会委员，成都医学会超声医学专业委员会委员，成都市超声医学工程学会理事，成都市温江区超声医学质量控制中心主任，独立承担国家工信部、四川省科技厅、四川省卫健委科研课题3项，第一作者发表核心期刊论文10篇，获四川省医学科技奖三等奖、成都市科学技术进步奖三等奖各一项。

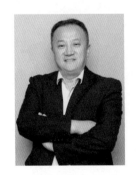

刘军，电子科技大学医学院硕士生导师，教授，超声影像专业副主任医师，四川省医学科学院·四川省人民医院超声科副主任，兼任成都市温江区人民医院（四川省人民医院温江医院）党委副书记、院长。中国医药教育协会超声专委会常委、中国超声医学工程学会妇产超声专业委员会委员、四川省医院协会县级医院分会副会长、四川省医学会包虫病专业委员会副主任委员、四川省医学会超声专委会委员、四川省医师协会包虫病专业委员会副主任委员、四川省老年医学会消化病专委会副主任委员、成都市医学影像质量控制中心副主任兼专家、成都市医学会超声专委会常务委员、四川省重大传染病防治委员会和省卫计委肝包虫病防治工作组副组长。成功开展超声导航融合成像下肝脏肿瘤射频消融术，肝包虫病（泡型）微小病灶射频消融术。负责省市级科研课题6项，致力于包虫病、腹部（肝脏）、妇科肿瘤、乳腺等浅表器官及介入超声的临床应用研究，第一作者或通讯作者发表专业论著及论文15篇，SCI论文6篇。第一主编出版专著《包虫病超声影像诊断》。获得七项省市医学会科技进步奖。

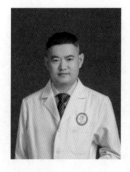

　　张文军，成都市温江区人民医院（四川省人民医院温江医院）超声医学科副主任，副主任医师，成都市卫健委学术与技术带头人后备人选，中国医药教育协会超声医学专业委员会重症超声学组委员、四川省医师协会超声专业委员会青年委员、四川省中西医结合学会超声专业委员会委员、成都高新心功能委员会委员，温江区超声医学质控中心副主任。2019年赴以色列Rambam医院研修，发表核心期刊论著及SCI收录论文10余篇，副主编出版专著2部，参编专著2部；作为主要完成人参与国家工信部课题1项，四川省科技厅项目2项，负责四川省卫健委普及应用项目、成都中医药大学教育改革课题2项，获成都市科学技术进步奖及四川省医学科技奖三等奖各1项，致力于人工智能及远程超声的应用研究；获实用新型专利3项，申请发明专利2项。

序

　　通过70多年的实际临床应用，超声医学已经拓展深入至几乎所有的临床学科，为临床疾病的诊断和治疗提供了大量的病因学、病理解剖和病理生理学机制，以及治疗监控和疗效评估信息。超声医学改变了临床医学的面貌，为临床在可视化量化评价环境中进行更为精准的疾病诊断和治疗建立了坚实的基础。在优生优育方面，大规模的产前超声诊断，避免了大量严重先天性畸形的胎儿的出生，这极大地减轻了家庭和社会的负担，同时也改变了临床疾病的谱系并深刻影响着相关学科的未来发展。

　　尽管如此，我们也认识到现代先进的超声诊断技术在我国的临床应用并不充分。在相关学科人员的专业培养和诊断治疗流程中，超声医学技术并未能够得到足够的重视，导致临床疾病诊断和治疗效率低下，临床诊治能力和水平的提升缺乏重要抓手。部分超声医学从业人员对现代超声医学技术的认知和掌握及应用能力不足，未能为临床提供有效的一站式诊断和治疗服务。以上问题在基层医疗机构更为普遍，需要基于我国基层医疗机构的现状，实事求是，建立全新的毕业后再教育和再培训体制与机制，为超声医学技术更为有效的临床应用开辟了一条新路。

　　《常见病超声诊断病例解析》凝聚了成都市温江区人民医院超声医学科医师多年的临床工作体会和经验。通过一个个翔实的临床病例超声诊断，可为基层医疗机构的超声医学工作者提供快速掌握临床常见疾病超声诊断的技术方法和诊断思路的路径。期盼该书的出版能够进一步推动超声医学在临床的广泛应用，最终造福于广大病患，服务于我国的医疗卫生体制改革。

尹立雪

四川省超声医学质量控制中心

2022年7月2日于成都

前　言

随着现代临床医学诊断技术的迅猛发展，超声诊断技术发生了多次飞跃。超声医学因其无创性、准确性、可重复性、实时动态、操作简便易行等优点，早已在各级医院得到普及。

超声诊断技术种类繁多，超声亚专业分化日益精准化、专业化，从最初的A超，到当前已走入临床的E超、四维超声、介入超声，为临床治疗评估及指导提供了越来越多的信息和帮助。目前较前沿的人工智能超声、掌上超声、云超声、远程超声为超声的应用途径提供了一个崭新的方向和领域，拓展了超声临床应用的宽度和广度。

但值得注意的是，部分超声医学从业人员缺乏对疾病的整体认知，对超声联系临床的相关性认识仍有较大程度的不足，尤其在疾病特征与超声医学影像微观间建立充分辨识力上仍存在明显差距，还不足以为临床提供有效的诊断和治疗服务。以上问题在基层医疗机构和低年资超声医师中更为普遍。

《常见病超声诊断病例解析》选取了大量腹部、心血管、妇产儿科、浅表器官及肌骨神经超声病例，包含病例的主诉、现病史、既往史、体格检查、超声检查及其他影像学检查等资料，每个病例选择了相应的典型图片，并简要总结了该病例的诊断思路及鉴别诊断要点等，以期为基层医疗机构的超声医师及相关临床专业医师提供快速掌握临床常见疾病超声诊断的技术方法和诊断思路的一种路径。

本书作者以成都市温江区人民医院（四川省人民医院温江医院）的中青年超声医师为主，经过1年多的资料收集、整理和编撰，终于可以奉献给读者。因作者学识水平有限，书中若有不足之处，恳请读者给予批评与指正。

四川省人民医院尹立雪教授在百忙之中亲自为本书作序并担任本书的名誉主编，成都中医药大学外语学院王春燕博士为本书进行了文本格式的调整和修改。在此，谨向参与本书编撰和制作的全体人员表示诚挚的谢意！

谭　静　刘　军　张文军

2022年7月于成都温江

目　　录

第一章

腹部超声病例及解析

在各级医疗机构中，腹部超声是最为普及的检查技术，也是不可或缺的影像技术之一。

腹部超声检查凭借方便、快捷、无损伤等特点，在腹部疾病的诊断中占有独特的优势。在肝脏、胆囊、胰腺、脾脏、肾脏等多种腹腔及腹膜后脏器疾病的诊断中，腹部超声检查能迅速提供病灶信息，包括脏器的大小、形状变化，是否处于正常位置，是否存在脏器内占位，占位性病变的囊实性判断，能在一定程度上鉴别病灶的良恶性质，并能反映内脏器官有无受到占位性病变的压迫和侵犯，还能准确判断有无腹水，即使少量腹水也可通过超声检查测出。

本章总结了13个腹部脏器超声检查病例，包括肝脏转移癌、瓷化胆囊、胆囊坏疽、胰腺体尾部腺癌、胰尾部导管腺癌合并急性胰腺炎、胰腺实性假乳头状瘤、脾脏炎性假瘤、脾脏假性囊肿、胃癌、急性化脓性阑尾炎、阑尾淋巴瘤、结肠癌、尿路上皮癌。并且尝试分析了这些疾病的超声诊断思路和鉴别诊断要点。

一、肝脏转移癌

患者：男性　年龄：51岁

【主诉】反复反酸、胃灼热3年余，加重伴腹痛1周。

【现病史】入院前3年余，患者无明显诱因开始反复出现反酸、烧心、呃逆，伴上腹不适，无腹痛、黑便。1周前患者自感以上症状复发加重，伴下腹阵发性隐痛，无腹胀，伴大便不成形，1～2次/天，未见黏液、脓血，现为进一步诊治遂来就诊。胸部计算机断层扫描（CT）：①右肺下叶外、后基底段可见软组织密度团块影，性质待定，建议结合CT增强检查。②右肺中叶内侧段、左肺上叶下舌段可见少许慢性炎性病灶。患者患病以来，精神、饮食尚可，大便如上述，小便正常，体重无明显改变。

【既往史】10年余前诊断为"高血压病"，最高收缩压约200mmHg，目前口服药物控制血压（具体不详）；3年余前诊断"2型糖尿病"，未控制及监测血糖；余无特殊。

【体格检查】体温：36.5℃，脉搏：87次/分，呼吸：21次/分，血压：179/104mmHg。

【一般情况】无特殊。

【超声检查】

二维超声：肝脏大小、形态正常，包膜光滑，实质回声稍增强、致密，右肝实质内探及大小约0.6cm×0.5cm极低回声结节。

超声诊断：肝内极低回声结节，囊肿？肝脏脂肪浸润。

脏器超声造影：肝右叶探及大小约0.7cm×0.6cm的低回声结节，边界清楚，形态规则，内部回声欠均匀（图1-1-1及图1-1-2），经前臂浅静脉团注造影剂声诺维后，团块动脉期呈环状高增强，内部回声均匀增强（图1-1-3），动脉晚期病灶中心廓清（图1-1-4），门脉期及延迟期均呈环状低增强，呈快进快出（图1-1-5及图1-1-6）。

超声造影提示：肝右叶实性结节，结合超声造影，考虑恶性，多系肝转移癌。

【其他影像学检查】

腹部CT增强：肝左叶小囊肿，长径约1.1cm；肝内另见少许小片低密度灶，较大

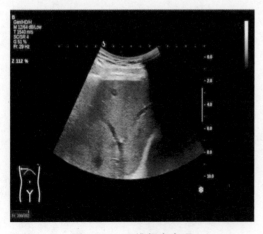

图1-1-1　二维超声表现

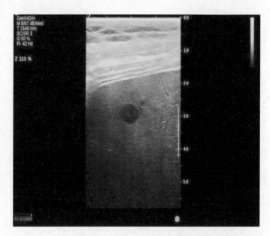

图1-1-2　二维超声局部放大

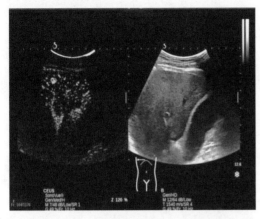

图1-1-3　24秒动脉期结节快速增强

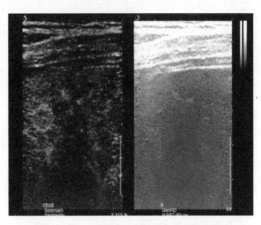

图1-1-4　30秒动脉晚期结节开始消退

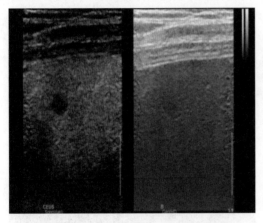

图1-1-5　41秒门脉期结节完全消退

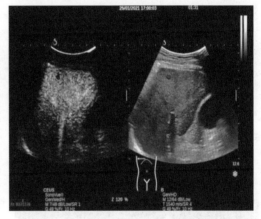

图1-1-6　门脉晚期结节呈"黑洞"征

者长径约0.6cm，因病灶较小，增强扫描强化情况不能明确判断，性质待定。

【手术名称】胸腔镜下右肺下叶肺癌根治术（右肺下叶切除＋纵隔淋巴结清扫）＋右肺中叶切除术＋胸腔粘连松解＋右侧胸腔闭式引流术＋肋间神经阻滞术。

【病理检查】结合免疫组化和形态学特点考虑："右肺下叶及肿瘤"中分化鳞状细胞癌。

淋巴结有癌转移（共10/21，其中送检"第7L组淋巴结"0/3，"第12组淋巴结"1/2，"第9组淋巴结"0/1，"第11组淋巴结"5/7，"第13组淋巴结"0/1，"第4组淋巴结"1/2，"第7组淋巴结"1/2，"第2组淋巴结"0/1，"第10组淋巴结"2/2）。免疫组化提示：CEA（灶＋），CK5/6（灶＋），CK7（＋），Ki-67（＋，70%），Napsin-A（－），P40（＋），P53（＋，90%），P63（＋），PCK（＋），TTF-1（－）。

【小结】肝脏转移癌因来源病灶不同，其超声造影增强特点亦复杂多样，表现为动脉期增强方式不同，但几乎所有病灶在延迟期均呈低增强表现。肝脏转移癌的动脉期增强模式与病灶内血管的多少有关：富血管转移性病灶，动脉期多表现为均匀整体增强，门脉期造影剂从肿瘤内部快速清除，病灶呈整体等或低增强，延迟期为低增强；中等富血管转移性病灶，动脉期常表现为周边环状增强或不均匀性整体增强，门脉期和延迟期造影剂退出呈低增强；而乏血管转移性病灶，动脉期呈无增强或微弱点状增强，门脉期及延迟期呈低增强。

二、瓷化胆囊

患者：女性   年龄：46 岁

【现病史】入院前 1 年余，患者行腹部彩超检查时发现胆囊结石，平素无腹痛、腹胀，无恶心、呕吐，无反酸、烧心、呃逆，无发热、畏寒、腹泻、黄疸等。患者定期复查，近期发现胆囊钙化、瓷化胆囊，为求进一步治疗，遂来就诊。

【既往史】无特殊。

【超声检查】

胆道系统：胆囊前后径约 2.6cm，胆囊壁钙化，呈半月形强回声区（图 1-2-1），胆囊体部囊腔内探及一大小约 4.0cm×2.5cm 的低弱回声灶，后方无明显声影，随体位改变未见明显移动，腔内近胆囊颈部探及长径约 1.3cm 的增强回声，后方伴声影。彩色多普勒血流成像（CDFI）：胆囊壁未见明显血流信号（图 1-2-2）；胆总管内径约 1.0cm，显示长度约 5.6cm，显示段管腔内未见确切异常回声充填，肝内胆管未见明显扩张。

超声诊断：

1.结石性胆囊炎。

2.胆囊壁环状钙化：考虑瓷化胆囊。

3.胆囊腔内低弱回声灶：考虑胆泥。

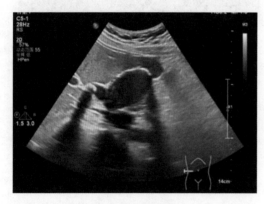

图 1-2-1   胆囊壁

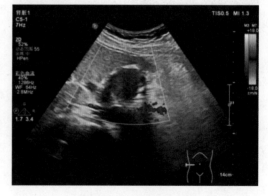

图 1-2-2   胆囊壁血流

【其他影像学检查】

CT 盆腔平扫＋增强：胆囊未见增大，胆囊壁及胆囊颈处见散在钙化灶（图 1-2-3 及图 1-2-4），胆囊内未见确切异常密度影及异常强化灶；肝总管及肝内胆管稍扩张，胆总管未见扩张。

诊断：

1.瓷化胆囊。

2.肝总管及肝内胆管稍扩张。

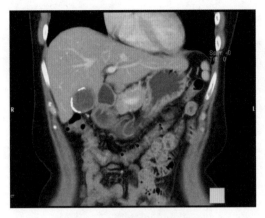

图 1-2-3　胆囊及胆囊壁钙化

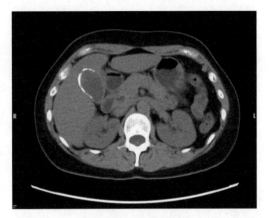

图 1-2-4　胆囊壁钙化

【术中所见】腹腔内广泛粘连，胆总管与十二指肠、胃及结肠肝曲膜性粘连，胆总管增粗明显，宽约1.2cm，胆总管下端可见泥沙样结石沉积，左右肝管稍扩张，未见结石。胆囊大小约5cm×4cm×3cm，呈慢性萎缩性胆囊炎改变，胆囊内充满结石样浑浊黏稠沉淀，胆囊壁厚约0.4cm。

【病理检查】检查胆囊颈、体、底，显示慢性结石性胆囊炎伴胆囊壁纤维化、钙化。

【小结】瓷化胆囊是由于胆囊壁钙化而形成的质硬、易碎、呈淡蓝色的特殊病理类型的胆囊，在临床上有其特殊性。Cornell[1]于1959年首次报道并提出"瓷化胆囊"这一概念。Kane等[2]将瓷化胆囊超声图像分为3型：Ⅰ型为半月形的强回声，其后伴声影，无移动性；Ⅱ型为胆囊壁部分曲线状强回声，其后伴声影；Ⅲ型为胆囊壁散在的强回声斑块，其后伴声影。瓷化胆囊有发展为胆囊癌的可能，尤其Ⅱ型、Ⅲ型胆囊癌的发生率达42%[3]。60～70岁老年女性为好发人群，男女比例为1∶4.5[4]。瓷化胆囊的病因目前尚不清楚。由于瓷化胆囊大部分合并胆囊结石，有学者认为是慢性胆囊炎合并胆囊壁出血，随后出现胆囊壁钙化[3]，但也有单纯瓷化胆囊没有结石的病例，所以有学者推测与钙代谢异常有关[5]。也有黄色肉芽肿引起的慢性胆囊炎合并瓷化胆囊的报道[6]。

本病例为整个胆囊壁完全瓷化合并胆囊结石。瓷化胆囊发生率低，整个胆囊壁完全瓷化更少见，与胆囊癌的关系尚不清楚，但大多数学者认为有恶变的可能，目前主张行预防性胆囊切除术[7]。

三、胆囊坏疽

患者：男性　年龄56岁

【现病史】入院前4小时，患者进食后出现右上腹疼痛，伴背心放射痛，无腹部胀痛，不伴恶心、干呕，不伴反酸、呃逆，无腹胀，疼痛与呼吸无关，无发热、畏寒、腹泻、黄疸等。上述疼痛逐渐加重，患者遂来医院就诊，急诊行腹部CT检查后以"胆囊结石伴急性胆囊炎"收入院。发病以来，精神可，大小便无明显异常，食欲、睡眠可，体重无明显变化。

【既往史】否认糖尿病、心脏病，既往有高血压病史，口服苯磺酸左氨氯地平（施慧达）控制血压；否认肝炎、结核、伤寒、疟疾、痢疾等传染病史；预防接种史不详；否认手术外伤史；否认输血史；否认食物及药物过敏史。

【一般情况】正力型体型，营养中等，步入病房，自主体位，平静面容，神志清醒，查体合作。

【超声检查】胆囊前后径约4.0cm，长径约11.0cm，形态规则，囊腔内胆汁不清亮，充满细小点状强回声，胆囊颈部探及长径约2.4cm的强回声，后方伴声影；胆囊前壁外侧缘探及宽约0.6cm的液性暗带（图1-3-1及图1-3-2），该处胆囊壁明显增厚、毛糙，不均匀，厚约1.1cm。CDFI：胆囊前壁外侧液性回声区域未见明显血流信号（图1-3-3）。

此外，右侧肝肾间探及范围约2.8cm×2.1cm的液性暗区，液体不清亮（图1-3-4），周围组织增厚，回声增强，未见血流信号（图1-3-5）；脾周见厚约0.5cm的小片状液性暗区（图1-3-6）。

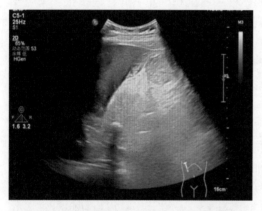

图1-3-1　胆囊结石伴胆汁淤滞，胆囊窝有渗出

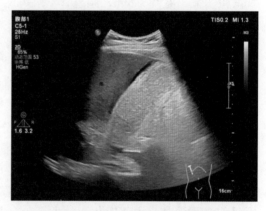

图1-3-2　胆汁淤滞伴胆囊窝积液

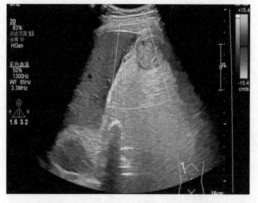

图1-3-3　胆囊窝渗出区无血流信号

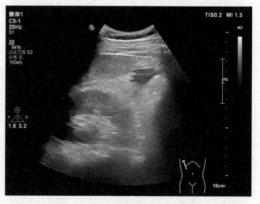

图1-3-4　肝肾间隙积液

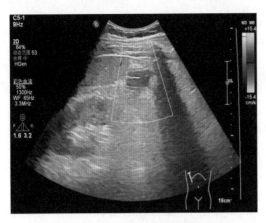

图 1-3-5　肝肾间隙积液无血流信号

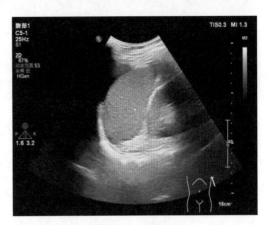

图 1-3-6　脾周积液

诊断：

1.胆囊结石，胆汁淤滞伴胆囊肿大，胆囊壁局部增厚伴胆囊周围积液：渗出？穿孔待排。

2.右侧肝肾间隙局限性积液伴周围组织水肿包裹。

3.脾周少量积液。

【术中所见】全身麻醉满意后，患者取头高足低左倾约15°仰卧位，常规消毒铺巾。于脐下切开皮肤1cm用Veress穿刺针建立CO_2气腹，设定腹内压13mmHg。分别于脐上、剑突下及右肋缘下锁骨中线上置入金属Trocar。超声刀松解肠粘连，行腹腔镜下胆囊切除术。先用血管钳分离解剖胆囊后三角、胆囊前三角，完全游离出胆囊管及胆囊动脉，确认胆囊管汇入胆总管；用2枚可吸收夹夹闭胆囊动脉及其分支并紧贴胆囊壁电凝切断胆囊动脉，再次确认胆囊管，于胆囊管距胆总管约0.3cm处上2枚可吸收夹夹闭，近胆囊端上1枚可吸收夹，剪刀离断胆囊管。用电凝钩锐钝结合自胆囊床上完整剥离胆囊，胆囊床创面用电铲彻底止血并喷洒康派特医用凝胶，所切除胆囊自剑突下穿刺孔中取出；检查手术创面无渗血及胆漏，于网膜孔（温氏孔）放置血浆引流管一根。清点纱布、器械无误后，直视下依次拔除各Trocar，同时检查各穿刺口无出血，撤去气腹，用细针细线缝合切口。用无菌敷料覆盖切口，手术顺利，术中出血量约10ml。术中麻醉满意，术后患者回病房行心电监护、吸氧、抗炎、补液等治疗。术中切除的胆囊标本送病理检查。

【病理检查】检查胆囊颈、体、底，显示慢性胆囊炎伴灶性坏疽，胆囊颈部查见淋巴结1枚，呈反应性增生。

【小结】该患者胆囊壁明显增厚，且局部增厚明显，增厚处胆囊外明显积液，腹腔肝肾间隙及脾周积液，肝肾间隙周围软组织水肿，考虑胆囊坏疽穿孔的可能。但因胆囊仍然肿大积液，不能完全肯定有胆汁溢出，首先考虑渗出性。

四、胰腺体尾部腺癌

患者：女性　年龄：41岁

【现病史】入院前2天，患者无明显诱因出现左上腹疼痛，呈钝胀痛，不伴背心放射痛，不伴恶心、干呕，不伴反酸、嗝逆，无腹胀，疼痛与呼吸无关，无发热、畏寒、腹泻、黄疸等。患者行腹部彩超检查后门诊以"脾脏占位"收入院治疗。发病以来，精神可，大小便无明显异常，食欲、睡眠可，体重无明显变化。

【既往史】【一般情况】均无特殊。

【实验型检查】肿瘤标志物：CA125和CA199均轻中度升高。

【超声检查】

胰腺：胰头厚约2.4cm，胰体厚约2.7cm，胰尾因气体干扰显示不清，实质回声欠均匀，主胰管不扩张（图1-4-1）。

脾脏：脾厚约7.3cm，长径约18.4cm，实质内探及大量囊性及囊实性占位，较大者约7.1cm×5.2cm，部分形态不规则，囊液不清亮（图1-4-2及图1-4-3）。CDFI：其内未见明显血流信号（图1-4-4）。

超声提示：

1.脾大，脾内多发囊性及囊实性占位：囊腺癌？其他？建议进一步检查。

2.胰腺稍增大，回声欠均匀。

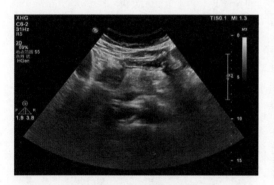

图1-4-1　胰腺横切面

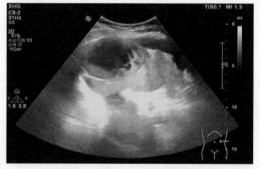

图1-4-2　脾脏包块

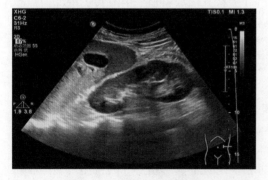

图1-4-3　脾脏包块与左肾

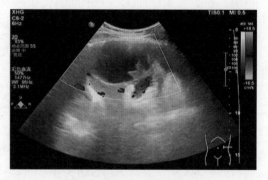

图1-4-4　脾脏包块血流

【其他影像学检查】

上、下腹部CT平扫＋增强＋三维重建：脾门区、胰尾部见不规则软组织密度影，边界不清，与胰尾、脾脏分界不清，与左肾前缘关系密切，病灶最大径约5.2cm，密度不均匀，增强扫描不均匀轻中度强化，内见无强化囊状影，脾动脉、静脉受侵（图1-4-5）；脾脏体积增大，内见多发纤曲管状、囊状低密度影，增强部分管壁似强化（图1-4-6）。脾实质外包膜下见一囊状密度影，最大径约6.5cm，其内见一强化壁结节（图1-4-7及图1-4-8）。腹膜、大网膜增厚并多发强化小结节影；腹腔大量积液。

诊断：

1.脾门区、胰尾部、脾脏、左肾上述改变，考虑恶性肿瘤性病变所致，考虑：①脾脏原发恶性肿瘤并周围侵犯；②胰尾来源，侵犯脾脏并致脾脏淋巴管阻滞、积液，左肾可疑受侵。

2.腹膜、大网膜增厚并多发强化小结节影；腹腔大量积液，考虑转移灶。

3.盆腔左侧不规则结节状、团块状影，性质待定。

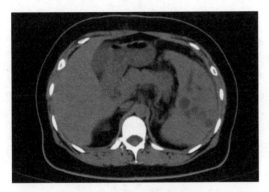

图1-4-5　胰腺及脾脏横断面

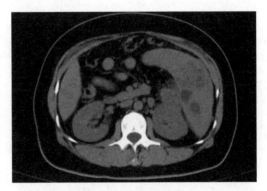

图1-4-6　脾脏横断面

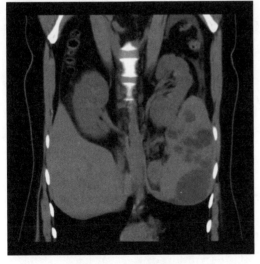

图1-4-7　腹部冠状面

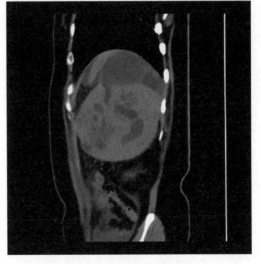

图1-4-8　腹部矢状面

【术中所见】在全身麻醉下行腹腔镜下腹腔肿瘤切除活检术＋肿瘤的特殊治疗＋右侧卵巢部分切除活检术，术中诊断：①胰腺体尾部腺癌伴全身多处转移；②腹腔大量积液。手术简要经过：常规建立腹部戳孔通道，超声刀松解腹腔粘连，分离解剖胆囊前后三角（解剖胆囊动脉、肝胆总管、胆囊颈管），结扎离断胆囊动脉、胆囊颈。术中见腹腔内大量血性积液，约3000ml，腹壁、大网膜、肝脏可见弥漫米粒样微小结节，肿块位于胰腺体尾部及脾脏，质地硬，与周围组织致密粘连，呈浸润性生长，触之易出血。子宫多发肌瘤，与腹壁粘连，右侧卵巢增大，表面乳白色结节隆起。

【病理检查】术中冷冻病理诊断提示：腺癌。

【出院诊断】胰腺体尾部腺癌伴全身多处转移。

【小结】在此次超声检查中，首先发现脾脏囊实性团块，然后发现腹盆腔大量积液，询问病史无特殊，考虑恶性病变可能。再回头追踪脾脏周围组织关系，继而怀疑来源于胰腺体尾部、左肝可能。但由于腹腔气体干扰，胰腺体尾部情况显示不满意，不确定胰腺和脾脏是否存在侵袭关系。超声结论提示过于片面，局限于脾脏的肿瘤性病变，结合团块的超声表现，仅仅考虑脾脏囊腺癌，思路单一，一叶障目，未能首先考虑胰腺肿瘤脾脏转移。

五、胰尾部导管腺癌合并急性胰腺炎

患者：男性　年龄：67岁

【主诉】吞咽不适1个月，腹胀半个月。

【现病史】入院1个月前，患者无明显诱因出现吞咽不适，吞咽时胸骨后疼痛，伴反酸、烧心不适，口服药物治疗后吞咽疼痛较前缓解明显；半个月前患者出现腹胀、腹痛，为脐周持续性胀痛，伴恶心、烧心，为进一步诊治入院，进食量显著减少，无呕吐，无呕血及呕吐咖啡色胃内容物，不伴放射痛及转移性疼痛，不伴头晕、头痛、心累、气促、腹泻、黑便、黏液脓血便等。

腹部CT显示胰尾区不均匀软组织团块，边缘模糊，与胰尾、脾脏关系紧密，腹腔及双肾周有多量渗出灶，左肾前筋膜增厚，腹腔少量积液，左肾门区可见软组织结节；肝脏内有数个低密度灶。患者患病以来，精神欠佳，进食量极少，大便如常，小便如常，体重下降10kg。

【既往史】20年前有脑外伤致脑出血并行手术治疗病史。其他无特殊。

【专科情况】患者神志清楚，精神可，呼吸平稳，双肺呼吸音清，无干、湿啰音，腹壁稍韧，上腹及脐周压痛，无反跳痛及肌紧张，肠鸣音正常。

【实验室检查】血常规：红细胞计数$3.82×10^{12}$/L，血红蛋白100g/L，淋巴细胞百分比16.90%，单核细胞百分比13.40%。肿瘤标志物：糖类抗原（CA）125 275.24U/ml（↑），CA153 20.76U/ml（↑），CA199 867.43U/ml（↑）。

【超声检查】采用法国声科彩色多普勒超声诊断仪，配置腹部凸阵探头，探头频率$3.5～5MHz$，患者取仰卧位或右侧卧位，超声科医师有针对性地扫查胰腺并发现病灶，观察其大小、形态、边界、内部结构及与周围脏器的关系。彩色多普勒超声显示病灶内的血流情况，然后对患者进行实时造影检查。

胰腺超声造影检查：胰尾周围探及厚约0.7cm的低弱回声带，胰体颈部探及一个$1.0cm×0.8cm$的低弱回声结节，边界清楚，形态规则（图1-5-1）。CDFI：该团块内部及周边可见血流信号。经左足远端浅静脉团注声诺维造影剂后，动脉期未见明显增强，静脉期未见明显增强。胰尾探及局部回声减低区，大小约$2.9cm×2.0cm$（图1-5-2），胰尾周围、脾门前方探及大小约4.4cm×2.6cm的低弱回声团块影，边缘模糊，形态不规则，内部回声不均匀（图1-5-3），其旁脾脏内探及大小约2.2cm×1.2cm的极低回声灶，边缘清楚，形态不规则（图1-5-4）。经左足浅静脉团注声诺维造影剂后，动脉期周边少许增强（图1-5-5），内部未见明显增强（图1-5-6），静脉期内部未见明显增强（图1-5-7及图1-5-8）。

结论：①胰尾局部回声减低区伴胰尾周围低弱回声占位伴脾内低弱回声灶，结合超声造影，胰尾周围低弱回声团及脾门处低弱回声多系炎性，包裹性积液伴液化坏死？或其他，胰尾炎性坏死？肿瘤病变待排，或其他。②胰尾周围渗出。③胰体颈部低弱回声结节，炎性？或其他。

二维及彩色多普勒图像：

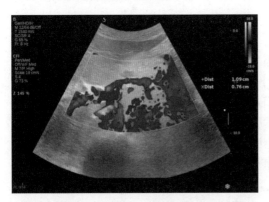

图1-5-1　胰体颈部低弱回声结节

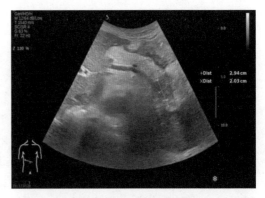

图1-5-2　胰尾局部回声减低区

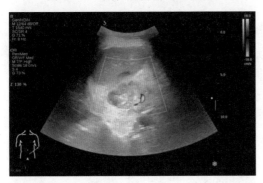

图1-5-3　胰尾周围、脾门前方低弱回声团块影

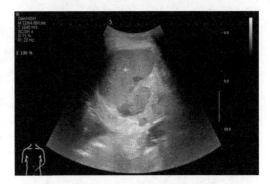

图1-5-4　脾脏内极低回声灶

静态造影图：

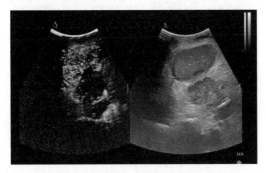

图1-5-5　30秒动脉期周边少许增强

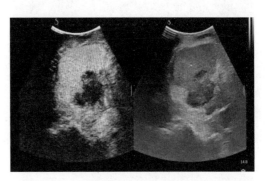

图1-5-6　59秒动脉晚期内部未见明显增强

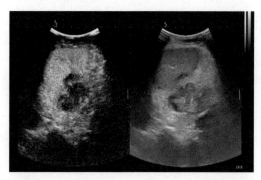
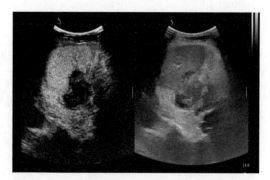

图1-5-7   1分钟58秒静脉期内部未见明显增强   图1-5-8   2分钟30秒静脉期内部未见明显增强

【其他影像学检查】

上、下腹部及盆腔平扫＋增强＋三维重建：胰尾区不规则混杂密度团块影，呈分叶状，边缘模糊（图1-5-9及图1-5-10），大小约6.2cm×4.3cm，局部与脾脏内缘、胃体后缘、左侧膈肌脚分界不清；增强扫描边缘轻度强化，脾动脉及左肾动脉被包绕、变细（图1-5-11），周围脂肪间隙模糊并见数个淋巴结，大者短径约0.8cm，肾周筋膜增厚，肾周间隙模糊（图1-5-12）。胰腺体部实质内见一稍低密度小结节，直径约0.9cm，增强未见明显强化（图1-5-13）。肝内见数个类圆形囊性低密度影，边界清楚，大者位于肝右前叶上段，直径约1.9cm，未见强化。胆囊未见明显异常，脾脏、双肾、膀胱未见明显异常，前列腺饱满，横径约4.8cm。腹腔未见积液。左侧胸腔少量积液，双肺下叶有少许实变影；心包有多量积液。

结论：①胰尾区不规则混杂密度团块影及胰周上述改变，考虑胰腺肿瘤伴急性胰腺炎可能性大，其他性质病变（如肿块型胰腺炎）待排，脾脏内缘、胃体后缘、左侧膈肌脚疑受侵。胰腺体部可见弱强化小结节，性质待定。请结合相关生化检查。②肝内多发囊肿。③前列腺饱满。

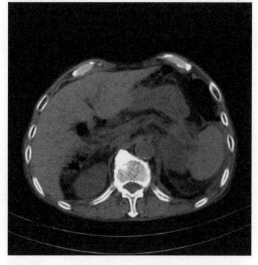
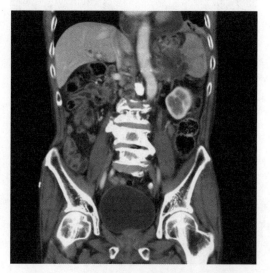

图1-5-9   平扫期胰尾区不规则混杂密度团块影   图1-5-10   动脉期冠状切面胰尾部团块影

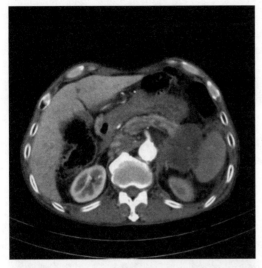

图1-5-11 动脉期胰尾部团块影增强扫描示边缘轻度强化

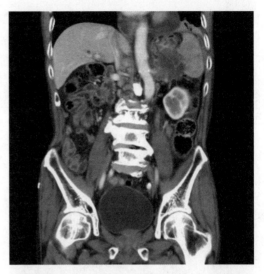

图1-5-12 动脉期冠状切面肾周筋膜增厚，肾周间隙模糊

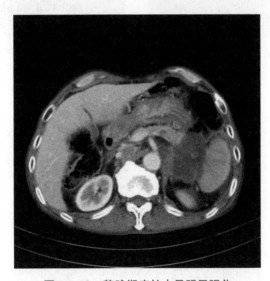

图1-5-13 静脉期病灶未见明显强化

　　上腹部平扫＋增强＋磁共振胰胆管造影（MRCP）：胰腺尾部形态欠规则，见一团块状稍长 T_1、等 T_2 信号影，大小约6.5cm×5.0cm×4.9cm，弥散稍受限，表观弥散系数（ADC）值稍降低，增强扫描示病灶边缘强化，其内强化不明显（图1-5-14），病灶边缘欠清，与脾脏内缘、胃壁后缘、左侧膈肌脚分界不清（图1-5-15），周围脂肪间隙信号减低（图1-5-16），主胰管未见扩张，脾动脉、左肾动脉被病灶包绕，脾静脉远端未见显示；胰腺体部见一结节状长 T_1 长 T_2 信号影，最大径约0.8cm，未见确切强化，边界清楚。肝脏形态、大小未见异常，实质内多发类圆形长 T_1 长 T_2 信号影，增强扫描未见强化，大者最大径约1.7cm，边界清楚。脾脏散在条片状长 T_1 短 T_2 信号影，增强扫描边缘明显强化。左肾周及左结肠旁沟见少量积液，肾周间隙信号增高。可见心包积液及左侧胸腔少量积液。MRCP：胆囊充盈可，腔内未见异常信号充盈缺损影，壁未见增厚。肝

内外胆管未见扩张，腔内未见异常信号充盈缺损影，壁未见增厚。

结论：①胰腺尾部占位性病灶，考虑肿瘤占位性病灶可能，或其他。②胰腺体部结节状信号影，囊肿可能，其他待排。③脾脏异常信号影，性质待定，淋巴管囊肿？或其他。④左肾周及左结肠旁沟见少量积液，肾周间隙信号增高。可见心包积液及左侧胸腔少量积液。⑤MRCP扫描胆囊及肝内外胆管未见异常。

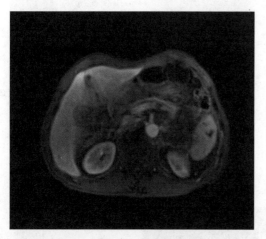 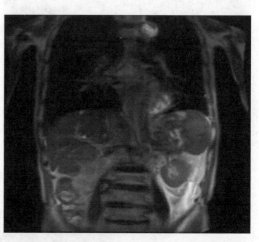

图1-5-14　T₁成像示胰尾部团块，增强扫描病灶边缘强化，其内强化不明显

图1-5-15　T₂冠状位示病灶边缘欠清，与脾脏内缘、胃壁后缘、左侧膈肌脚分界不清

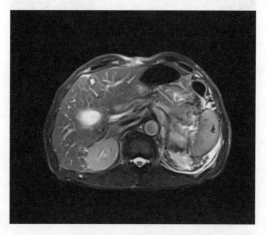

图1-5-16　T₂成像示病灶周围脂肪间隙信号减低

【结果】

手术记录：患者于全身麻醉下行腹腔镜下腹腔肿物切除（胰腺体尾部肿瘤活检）＋腹腔恶性肿瘤特殊治疗，肠粘连松解术，术中见胰腺体尾部大小约6cm×4cm包块，质地硬，与周围组织致密粘连，呈浸润性生长，触之易出血。

病理：肉眼所见，灰白、灰红不整形组织四块，大小为1.3cm×1.0cm×0.4cm。冻后组织及冰剩"胰腺体尾部组织"：成片异型腺体烧灼变性（图1-5-17），高度提示腺癌，建议做免疫组化检查。免疫组化结果：CEA（＋），CK19（＋），CK20（－），CK7（＋），

Ki-67（＋，50%），MUC-2（−），Villin（−）。结合免疫组化及形态学特点考虑"胰腺体尾部组织"为腺癌，考虑为胰导管来源。

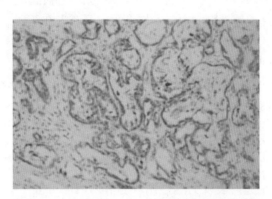

图1-5-17　CK19（＋），成片异型腺体烧灼变性

临床诊断：胰腺导管腺癌伴急性胰腺炎。

【小结】胰腺癌占所有胰腺恶性肿瘤的85%～95%，预后很差，早期诊断困难。胰腺癌合并急性胰腺炎在临床工作中较少见，通常临床表现为非特异性和相互重叠，导致诊断延迟和治疗延误[1]。经腹超声因价廉、无创、简便，被广泛应用于胰腺炎和胰腺癌的筛查，二维超声可以判断病灶的位置、大小、血流供应情况，确定病灶与周围脏器的分界及浸润征象。

超声造影能够实时、动态反映胰腺组织及肿瘤血供和微血管，对于普通超声检测到的胰腺局灶性病变，超声造影可发挥的作用如下：①导管腺癌的定性诊断；②假性囊肿和囊性肿瘤之间的鉴别诊断；③囊实性病灶中有血供（实性成分）与无血供（液性或坏死）区域的鉴别；④界定病灶的大小、边界及其与周围血管的关系。

胰腺癌的超声诊断及鉴别诊断如下：

1.胰腺导管腺癌　二维超声表现胰腺内肿物，边界不清，后方回声衰减，内部血供贫乏，常发生于胰头，常伴胰管、胆管扩张。对于病灶小于2cm的肿瘤，普通超声显示困难，胰腺大小无明显变化，胰管可无明显扩张，必要时行超声内镜检查，超声造影可以明确胰腺导管腺癌性质、占位大小、边界及其与周围血管的关系。胰腺癌是一种乏血供的肿瘤，而且腺泡破坏较多，纤维化较明显，故在增强超声造影显像中该肿瘤通常表现为低增强。造影早期、晚期呈低增强，其中50%的导管腺癌可见肿瘤血管，3%的导管腺癌病例不典型，5%的导管腺癌坏死明显，当肿瘤中有大量的坏死和黏液时，胰腺癌主要表现为早期阶段的向心性增强。向心性增强对诊断胰腺癌有很高的特异性。

2.神经内分泌肿瘤　二维超声表现胰腺内肿物边界平滑清晰，回声较胰腺癌高，内部血流丰富。超声造影：增强早期呈高增强，部分无功能者可呈低增强，晚期多呈等或低增强，部分可表现为高增强，团块大者可有坏死，表现为不均匀增强[3]，此外，据文献报道以高增强诊断内分泌肿瘤的准确性为90.5%[4]。

3.实性假乳头肿瘤　为富血供交界性肿瘤，青年女性多见，胰头、尾多见，多有包膜，少有压迫。二维超声表现为胰腺内肿物混合性或实性，有包膜，胰管不扩张；超声造影示包膜环状增强，大病灶造影早期和晚期，实质呈不均匀增强，内有不增强区域，小病灶早期呈等或稍低增强，晚期呈低增强，多数无不增强区域。

4.胰腺囊腺瘤　黏液性囊腺瘤中年女性多见，具有潜在恶性，体尾部多见。二维超声示胰腺内肿物通常是单房，呈一圆形的大囊，超声造影早期呈等或高增强，晚期多呈等增强，肿瘤内分隔或腔壁结节可见增强。浆液性囊腺瘤以老年女性多见，属良性病变，胰腺内肿物可分为微囊型和巨囊型，通常见多个小囊，分隔纤细，其上可见血流信号，超声造影示肿瘤内分隔或腔内壁结节明显增强。

5.胰腺囊腺癌　二维超声表现为胰腺内肿物边界不清，囊内分隔较粗，可见菜花状实性成分，肿物较大合并腹水和周围侵犯征象，超声造影表现为囊内实性菜花状成分，动脉期结节状高增强。

6.假性囊肿　二维超声表现为囊性团块，囊内回声可极不均匀，超声造影全期不增强。

7.肿块型胰腺结核　罕见，多为继发性。原因：胰酶干扰结核分枝杆菌在胰腺着床，常因腹腔结核累及胰周。临床表现：低热、恶心、呕吐、体重减轻、盗汗、乏力。起病隐匿、周围淋巴结增大，易误诊为胰腺癌，对于中青年患者，结核病史宜考虑。好发于胰头部，钙化，超声造影：周边环状不均匀高增强，静脉期等或低增强，中心无增强或斑点状增强，主要依靠超声引导下穿刺活检确诊。

8.肿块型胰腺炎　除胰腺癌合并侵犯征象、合并淋巴结异常肿大、出现腹水等征象外，与肿块型胰腺炎在二维声像上鉴别存在困难，超声造影能提高其诊断率，造影表现局灶性胰腺炎：早期阶段等增强或等增强伴局灶性低增强，晚期阶段等增强或等增强伴局灶性低增强，胰腺炎主要以炎症细胞的浸润为主，腺泡破坏较少，纤维化程度较轻，所以主要表现为等增强[3]。

【本例体会】本次病例结合病史及辅助检查易诊断恶性占位，但是超声造影特征不是典型恶性表现，仅动脉期周围少许强化，中央液化坏死相当明显，宜考虑炎性病变所致，但本病极少见，胰腺癌引起的急性胰腺炎占5.7%[8]，诱发原因：肿瘤阻塞或压迫主胰管导致胰液排除受阻，腺泡压力升高而诱发，肿瘤细胞生长导致胰腺缺血组织细胞坏死，肿瘤组织直接激活胰酶。急性胰腺炎患者应常规行肿瘤标志物检查，如CA19-9，对彩超提示胰管扩张的急性胰腺炎患者需警惕，对症状轻、反复发作的急性胰腺炎需警惕。本例给我们提供了一种临床思路：当遇到常规超声像恶性，但造影表现不是典型的恶性征象时，我们要考虑到一些少见病的可能，从而进行鉴别诊断。在以后的工作中我们应该多收集该类病例，总结造影特征，以提高术前影像诊断的准确率。

六、胰腺实性假乳头状瘤

患者：女性　年龄：28岁

【现病史】入院前1小时，患者无明显诱因出现心悸伴全身麻木，无胸闷、胸痛，无黑矇、晕厥、无心累、气紧，为求进一步诊治患者入院。入院前10年，患者无明显诱因突发心悸，每次心悸持续十几秒，几分钟后自行缓解。此后每年发作频发，行电生理检查但无确切结果。门诊行心电图检查提示阵发性室上性心动过速，以"心悸、阵发性房室结内折返性心动过速"收入院，自患者患病以来，患者精神、饮食、睡眠一般，二便如常，体重无明显改变。患者一般检查、专科查体无特殊。患者无既往病史、遗传病史。

【实验室检查】血尿常规、生化组套、肿瘤标志物均无特殊。

【超声检查】胰腺尾部探及一枚大小约3.2cm×2.5cm×1.7cm的低回声团块，形态规则，边界清楚，内部回声均匀（图1-6-1），CDFI：其内未见明显血流信号（图1-6-2）。

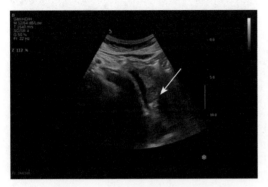

图1-6-1 胰腺尾部低回声结节

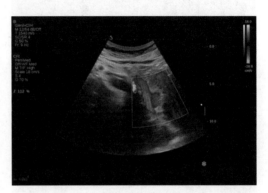

图1-6-2 低回声结节无明显血流信号

脏器超声造影：经前臂浅静脉团注入造影剂声诺维后，团块动脉期可见造影剂不均匀向中央缓慢填充，呈不均匀低增强（图1-6-3～图1-6-6），静脉期呈低增强（图1-6-7），团块造影后边界清楚，范围较造影前未见扩大（图1-6-8），可见环状稍增强回声带。

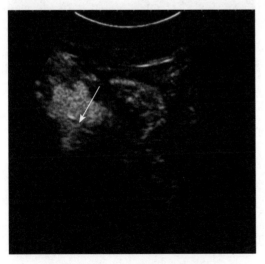

图1-6-3 17秒动脉期呈快速低增强

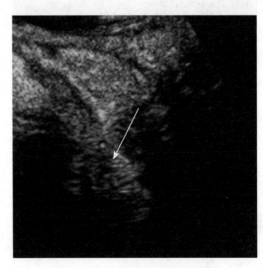

图1-6-4 26秒动脉期呈低增强

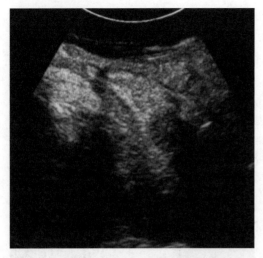

图1-6-5 32秒持续低增强

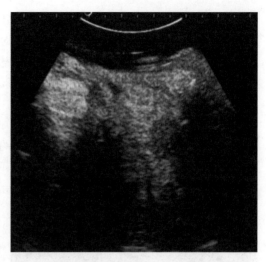

图1-6-6 45秒不均匀低增强

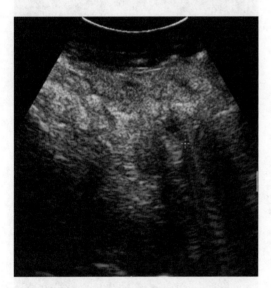

图1-6-7 75秒静脉期不均匀低增强

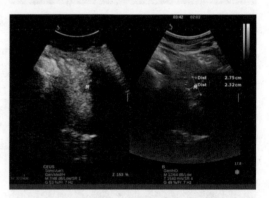

图1-6-8 增强后测量结节范围无增大

【其他影像学检查】

CT上、下腹部平扫＋增强＋三维重建：胰腺体尾交界处可见一稍低密度结节，径约2.7cm，平扫CT值约30HU，增强扫描中度－重度均匀强化，主要表现为门脉期及延迟期强化，程度较正常胰腺弱，延迟后与正常胰腺边界欠清，胰管无扩张，胰腺周围脂肪间隙清晰（图1-6-9～图1-6-11）。

诊断：胰腺体尾交界处一稍低密度结节，考虑胰腺肿瘤性病变可能性大。

【术中所见】肿瘤位于胰腺体尾部，大小约4cm，向外突出生长，包膜较完整，周围无粘连，周围未见明显重大淋巴结，余腹腔盆腔未见异常。

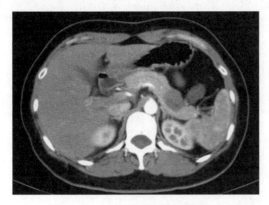

图1-6-9　腹部增强CT水平面

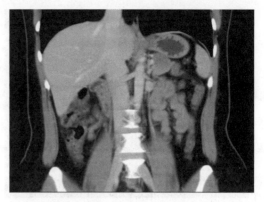

图1-6-10　腹部CT平扫冠状面

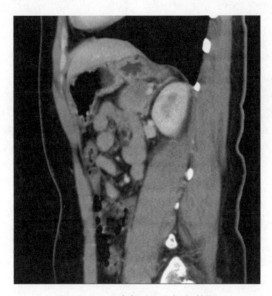

图1-6-11　腹部CT平扫矢状面

【病理检查】

肉眼所见：淡黄色组织一个，术中取样标本大小为7cm×4cm×3cm，取样标本切开见一3cm×2.5cm×2cm大小的包块，边界清（图1-6-12A）。

冻后组织及冰剩"胰尾肿块"：考虑为胰腺实性假乳头状瘤，肿瘤浸润周围胰腺组织，切缘阴性，建议做免疫组化检查进一步诊断（图1-6-12B～D）。

免疫组化：CD10（灶＋），CEA（－），CGA（灶＋），CK19（灶＋），CK7（－），ER（－），Ki-67（5%＋），PCK（灶＋），PR（＋）（图1-6-13），Syn（＋），Vimentin（＋）。根据免疫组化及形态学特点，胰尾肿块符合胰腺实性假乳头状瘤，肿瘤浸润周围胰腺组织，切缘阴性。

【小结】胰腺实性假乳头状瘤（SPTP）是一种较罕见的胰腺肿瘤，约占胰腺外分泌肿瘤的1%～2%[9]。SPTP一般体积较大，且多发生于胰头部，有完整的纤维包膜，其内常发生出血坏死而呈囊实混合，术前易误诊为无功能性胰岛细胞瘤、囊腺瘤、假性囊肿等[10]。有研究认为青年女性胰腺内发现实性或囊实性肿块，无黄疸、CA19-9升高及

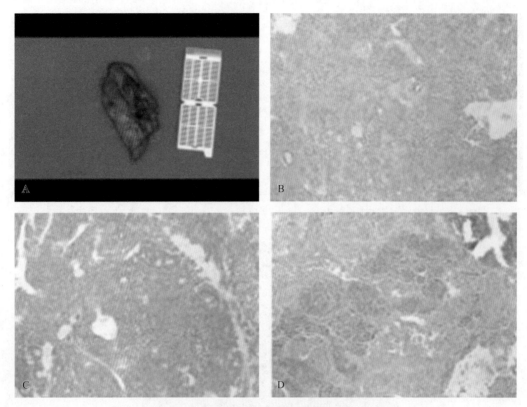

图 1-6-12　病理大体及镜下

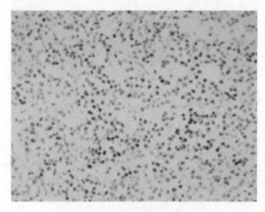

图 1-6-13　免疫组化 PR（＋）

主胰管扩张，超声造影示肿块动脉期呈环状高增强，实质期呈低增强，部分内见不增强区应考虑 SPTP 可能。诊断时需注意与胰腺神经内分泌瘤（PNET）及胰腺癌（PC）鉴别[11]。

　　SPTP 与 PNET 声像图特征比较：PNET 表现为胰腺内低回声肿块，多为单发，可发生于胰头及胰体尾部；功能性 PNET 就诊时肿瘤多小于 3cm，非功能性 PNET 因早期无特异症状，发现时肿瘤多较大，内部常发生坏死及囊性变；CDFI 显示肿块血供丰富。超声造影通常表现为快速均匀高增强，实质晚期可廓清；肿瘤级别越高，强化越不明显。

SPTP 与 PC 声像图特征比较：PC 好发于胰头，常表现为胰腺内低回声或囊实混合回声肿块，肿瘤呈侵袭性生长，形态多不规则，常伴主胰管及肝内外胆管扩张。由于 PC 为乏血供肿瘤，加之恶性肿瘤内血管紊乱，易形成动静脉短路，超声造影多表现为低增强，即使强化，也快速廓清。少数可表现为等增强，可能与肿瘤分化程度、血管密度、纤维组织含量有关。

本例病例符合 SPTP 流行病学特点。二维超声检查中病灶位于胰腺尾部，呈单发、不规则形，内部回声呈均匀实性，无液化、钙化，彩色多普勒超声检查中病灶内部及周边未检出血流信号，同时主胰管无扩张，周边脏器无转移病灶，因此二维超声不具备典型的诊断特征。既往的研究中，常规超声表现不典型者，超声造影有很大帮助：动脉相肿物周边环状增强和肿瘤内部低增强伴始终无增强区有利于诊断[12]。在本病例中，超声造影检查病灶动脉期-静脉期均呈低增强，伴环状增强带，符合胰腺假乳头状瘤的超声造影模式。

七、脾脏炎性假瘤

患者：男性　　年龄：55 岁

【现病史】入院前 4 天，患者到医院行腹部增强 CT 检查，结果提示：脾脏不大，增强静脉期示脾脏多发稍低密度结节，较大者位于脾下极，长径约 1.7cm，密度不均，边缘欠清，轻度强化。肝右叶后上段见一长径约 0.4cm 稍低密度结节，不能判定有无强化。腹部彩超：脾脏多发混合性回声灶，门诊查血常规、肝肾功能未见明显异常，为进一步明确，到医院就诊，门诊以"脾占位"收入院，自患病以来，患者精神、饮食尚可，大小便如常，体重无明显下降。

【既往史】否认高血压、糖尿病、心脏病；否认肝炎、结核、伤寒、疟疾、痢疾等传染病史；预防接种史不详；否认外伤史；否认输血史；否认食物及药物过敏史。

【一般情况】无特殊。

【超声检查】

脾脏：大小正常，轮廓清楚，脾门切迹清晰可见，实质内探及数片混合回声灶，较大约 2.3cm×1.8cm（图 1-7-1），边界较清，形态欠规则，脾静脉不扩张。CDFI：病灶内可见点状血流信号（图 1-7-2），病灶周边可见细条状血流信号（图 1-7-3）。

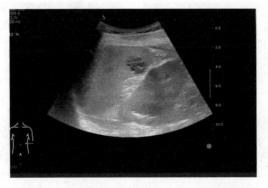

图 1-7-1　二维超声显示脾脏实质内混合性病灶

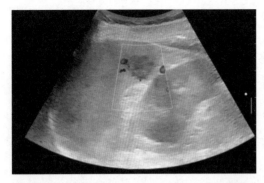 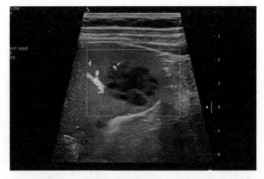

图1-7-2　彩色多普勒显示（CDFI）：病灶内可见点状血流信号　　　　图1-7-3　彩色多普勒显示（CDFI）：病灶周边可见细条状血流信号

结论：脾脏多发混合性回声灶，建议增强影像。

脏器超声造影。

造影前：脾脏实质内探及数片混合回声灶，较大者约2.3cm×1.8cm，位于脾脏下极，边界尚清，形态欠规则。CDFI：其内及周边细条状血流信号。

造影后：经前臂浅静脉团注入造影剂声诺维（约1.2ml）后，以脾脏下份混合回声灶为靶目标，动脉期呈快进高增强（图1-7-4），其中心可见充盈缺损（图1-7-5），增强后范围扩大，大小约2.9cm×2.7cm（图1-7-6），静脉期快速消退（图1-7-7），呈"快进快退"。

结论：脾脏混合回声灶，符合淋巴瘤超声造影表现。

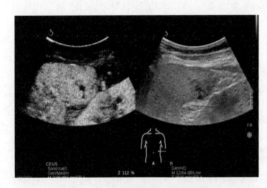 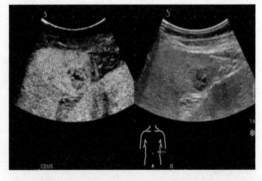

图1-7-4　动脉期造影剂快速进入　　　　图1-7-5　团块中心可见充盈缺损

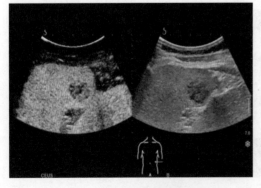 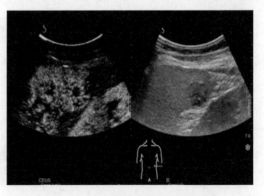

图1-7-6　增强后团块范围稍扩大　　　　图1-7-7　静脉期造影剂快速消退

【其他影像学检查】

增强CT：脾脏不大，增强静脉期示脾脏多发稍低密度结节（图1-7-8），较大者位于脾下极，直径约1.7cm，密度不均，边缘欠清，轻度强化（图1-7-9）（平扫CT值约29HU，增强后CT值约36HU）。

结论：脾脏多发稍低密度结节，性质待定，淋巴瘤?

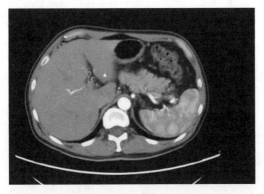 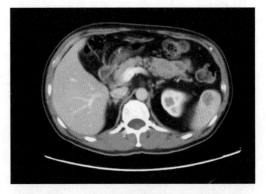

图1-7-8 增强静脉期示脾脏多发稍低密度结节　　　图1-7-9 脾下极结节密度不均，轻度强化

【术中所见】腹腔内肠管粘连，少许清亮淡黄色腹水，脾脏正常大小，表面未见明显结节，余腹腔肝胆胰及胃肠道、网膜未见明显结节或占位（脾脏剖面可见大量粟粒状乳白色质硬结节，术中冰冻病理诊断考虑淋巴增生可能）。

【病理检查】冻后组织及冰剩"脾脏"：淋巴组织增生伴肉芽肿样形态，考虑：①炎性病变，多系炎性假瘤；②炎性假瘤样滤泡树突细胞肿瘤和特殊感染待排，需做免疫组化检查辅助诊断。

免疫组化：CD20（-），CD21（-），CD3（散在＋），CD79a（散在＋），D2-40（-），Ki-67（5%～10%＋）。根据免疫组化及形态学特点，"脾脏"：淋巴组织增生伴肉芽肿样形态，考虑炎性病变，多系炎性假瘤。

【小结】炎性假瘤是一种良性增生性肿瘤样病变，常见于肺、肝脏、眼眶等部位，发生于脾脏者罕见。患者可以合并左上腹疼痛、发热、体重减轻。

炎性假瘤病因不明，有学者认为是一种炎性病变的修复过程，也可能与EB病毒和KO病毒感染、局部贫血等因素有关，或者是由一种内源或外源性过敏原引起的变态反应，或与脾脏血肿机化引起的炎性反应有关。病灶主要由炎性细胞浸润和成纤维细胞增生的间质纤维化构成，并伴有增生性毛细血管形成炎性肉芽肿，由于病灶内炎性细胞浸润与间质纤维化的程度和分布的不同，其超声造影增强方式也不同。

当病灶内炎性细胞和肉芽组织大量存在时，超声造影多表现为整体均匀增强；当病灶内出现更多纤维化或凝固性坏死灶时，超声造影可表现为周边环状增强或整体不均匀增强。

八、脾脏假性囊肿

患者：女性　年龄：24岁

【主诉】体检发现左侧腹腔占位，平日无不适感，门诊以"腹腔占位"收入院。

【现病史】【既往史】无特殊。

【专科检查】腹部平坦，腹式呼吸存在，全腹无压痛，无明显反跳痛及肌紧张，左上腹肋弓下扪及一大小约8cm×5cm包块，位置固定，边界清楚，肝脏未触及，胆囊未触及，墨菲征阴性，脾肋下未触及，无输尿管压痛点。叩诊：肝浊音界存在，无移动性浊音，无肾区叩痛。听诊：肠鸣音正常，无气过水声，无血管杂音。

【实验室检查】无特殊异常指标。

【超声检查】

检查方法：采用飞利浦EPIQ7型彩色多普勒超声诊断仪，配置腹部凸阵探头C5-2，探头频率3.5～5MHz。患者取仰卧位或右侧卧位，发现病灶时，针对性地观察其大小、形态、边界、内部结构及与周围脏器的关系，彩色多普勒显示病灶内的血流情况，再对病灶进行实时造影检查。

腹腔超声造影检查：上腹腔内，脾脏上方左肝与胃之间探及大小约15cm×11cm×14cm的囊实混合回声团块，边界清楚，形态规则，内部回声不均匀，囊性成分为主，囊液不清亮，可见较多细状光点，另探及絮状稍高回声灶（图1-8-1）。CDFI：片絮状稍高回声灶内探及少许点状血流信号（图1-8-2），囊性部分未见血流信号（图1-8-3）；该混合回声团块与胰腺分界清楚，紧邻左肝及脾脏。

经前臂浅静脉团注造影剂声诺维后，团块实性部分动脉期呈高增强（图1-8-4），逐渐呈低增强（图1-8-5），呈快进慢出（图1-8-6）；囊性部分动脉期、延迟期均呈无增强（图1-8-7）（注解：增强强度与肝脏作对比）。

超声提示：腹腔内囊实性占位，超声造影提示囊腺瘤？囊性畸胎瘤？其他？来源于腹膜后可能性大。

二维及彩色多普勒图像：

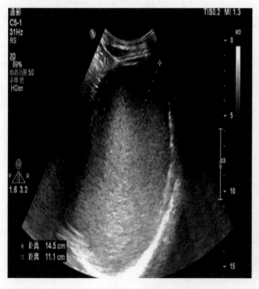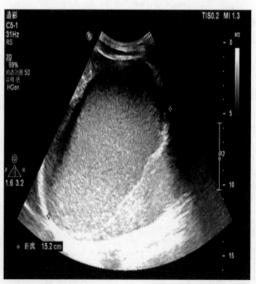

图1-8-1　腹腔内囊实性占位

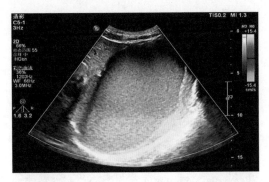
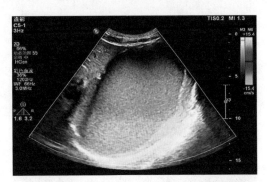

图1-8-2 占位内稍高回声灶内探及少许点状血流信号

图1-8-3 占位内囊性成分未探及明显血流信号

静态造影图：

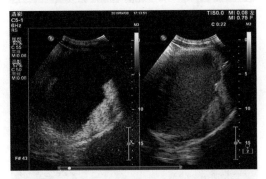
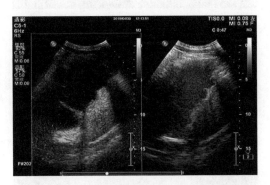

图1-8-4 22秒团块实性部分动脉期呈高增强

图1-8-5 47秒团块实性部分动脉期逐渐呈低增强

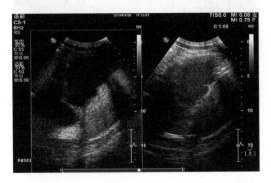
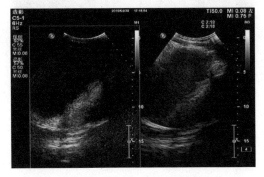

图1-8-6 1分钟8秒团块实性部分消退慢，整体呈快进慢出

图1-8-7 2分钟19秒团块囊性部分动脉期、延迟期均呈无增强

【其他影像学检查】

CT：上、下腹部平扫＋三维重建，肝脏形态及密度未见确切异常，肝裂不宽，包膜完整，肝内外胆管无明显扩张；胆囊体积不大，其内未见明显阳性结石影显示；脾胃间隙巨大囊性低密度影（图1-8-8），最大横截面径约13.3cm×8.9cm（图1-8-9），边界清晰（图1-8-10），CT值约19HU，脾脏及胃受压（图1-8-11）；胰腺和双肾形态及密度未

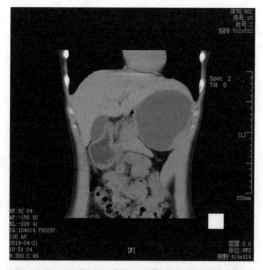

图1-8-8　CT平扫冠状面脾胃间隙巨大囊性低密度影

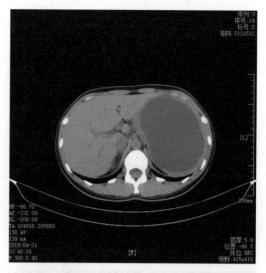

图1-8-9　CT平扫横断面囊性低密度影最大横截面径约13.3cm×8.9cm

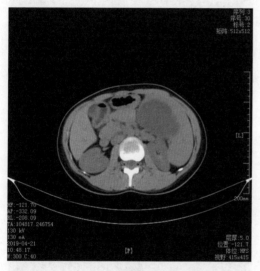

图1-8-10　CT平扫横断面囊性低密度影边界清晰

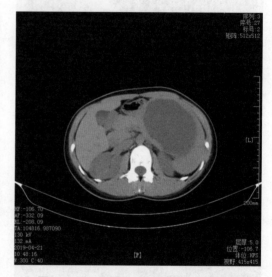

图1-8-11　CT平扫横断面脾脏及胃受压

见确切异常；腹腔内未见明显积液征象；腹膜后未见明显肿大淋巴结影显示。

提示：脾胃间隙巨大囊性占位，脾脏及胃受压。

【结果】

术中可见：

1.腹腔肿物位于左肝外叶、左膈顶、脾上极之间，大小约12cm×10cm×10cm。

2.肿物呈囊性，囊液褐色，壁厚，约0.6cm，与左肝外叶、脾上极完全生长在一起。

肉眼可见：破碎组织一堆（图1-8-12），大小约19cm×12cm×3cm，其内部分为囊壁样组织，壁厚0.2～0.3cm，囊内壁光滑，呈灰褐色，另可见少许破碎的脾脏组织，未见确切肝组织，多切面观未见肿块。

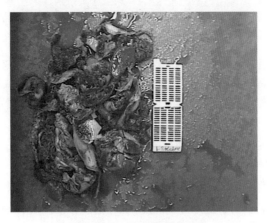

图1-8-12　术中取样标本

3.病理诊断结果：少许破碎的脾脏组织，红髓与白髓之比约5:1；另见囊壁样组织玻璃样变（图1-8-13），内壁可见较多混合性炎性细胞浸润（图1-8-14），囊壁一侧可见脾脏组织及少许肝组织，考虑为脾脏假性囊肿。

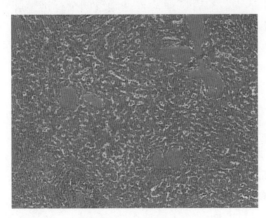

图1-8-13　玻璃样变

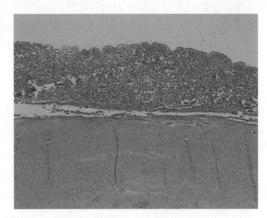

图1-8-14　炎性细胞

【小结】脾脏假性囊肿是一种临床少见疾病，临床表现缺乏一定的特性，分为寄生虫性囊肿和非寄生虫性囊肿，非寄生虫性囊肿又分真性和假性[13]。真性囊肿分为上皮性、内皮性、间皮组织性（单纯性囊肿），包括表皮样囊肿、皮样囊肿、寄生虫性囊肿、淋巴管囊肿、多囊肝、多囊肾合并多囊脾。假性囊肿：继发为主，继发于外伤引起脾脏包膜下或实质内血肿，血肿被包裹，血液被吸收，周围形成纤维性囊壁，囊液不断聚集，囊壁内无内皮细胞，其内含血液，一般均有外伤史。其中，真性囊肿也可因为囊内压力高或继发炎症等病变使囊内壁内皮细胞被压扁或破坏，则在病理形态上不易与假性囊肿鉴别，因此为本病的诊断带来了一定的难度。

脾脏假性囊肿需与以下疾病相鉴别：

1.脾脓肿　结合病史很重要，患者常伴畏寒、发热，超声可见脓肿壁厚，可见气液分层现象，诊断比较容易，需注意与脓肿性脾结核相鉴别，后者除了临床表现及实验室检查指标具有特异性外，声像图病灶内可合并钙化灶，还可见脾门淋巴结钙化[14]。

2.脾脏淋巴管瘤　是淋巴系统的先天性畸形，由囊性扩张的淋巴管形成，囊壁较厚，内部有粗大间隔。

3.脾脏原发淋巴瘤　超声可见极低回声团块状，部分可见分隔呈筛网状，在脾囊性转移瘤中转移性淋巴瘤多见，多表现为多房性的囊性结节或囊实混合回声结节，壁厚薄不均，可有壁结节，典型表现为"牛眼征"，结合原发肿瘤病史很重要。

4.脾包虫性囊肿　超声图像特征如下。①脾脏增大，病变部位呈现包膜明显增厚的无回声区；②在囊肿内可见多个小圆形附着在内壁上的子囊回声；③脾实质受囊肿压迫多呈扁平状，"囊中囊"是其特征性改变。疫区生活史很重要。

5.多囊脾　为先天性病变，囊肿内壁衬有分泌细胞。声像图特征：①脾脏多显著增大，形态失常；②脾实质内有大小不等的囊性暗区；③常同时伴有多囊肝、多囊脾。

关于脾脏假性囊肿的治疗：对于直径＜2cm，非寄生虫性、非脾门处、不伴随任何症状的可行观察疗法，对于直径＞5cm，出现压迫周围脏器、破裂、合并感染等症状的需外科手术治疗。需要注意的是，寄生虫性囊肿禁忌抽液或穿刺进行诊断和治疗[15]。

【本例体会】脾脏占位性病变是一类少见疾病。小的占位性病变可没有临床症状，较大的占位性病变可出现左上腹疼痛、肿块等，但是这些局部症状和体征均非特异性，故临床诊断极为困难，主要依赖于影像学检查[3]，术后病理检查是确诊的金标准。脾脏囊肿作为良性病变，单纯从疾病的性质来说诊断并不难，但是诊断率比较低，主要是由于该病变少见，以及发生部位需要考虑的病种类型较多，给该病的诊断带来了一定难度。

该病变出现于左腹部，邻近器官较多，单纯的左上腹部的占位性病变，对于病变的来源，需要熟悉解剖从而进行综合诊断，可能来源于胰腺（？）、胃（？）、脾脏（？）以及腹膜后原发的畸胎瘤伴囊性变等？当然，患者作为一个年轻女性，病变较大时，我们还要考虑来源于附件的病变：囊腺瘤？囊性畸胎瘤？此病例结合CT、超声造影已排除来源于胰腺的病变。此病例提示超声造影检查时需留意病灶与脾脏以及周围器官的血流增强关系，不仅是集中于对病灶造影的检查，还需密切结合临床、仔细询问病史，结合超声造影、增强CT等影像学检查进行综合分析考虑。

九、胃　癌

患者：男性　年龄：65岁

【既往史】【一般情况】患者肺功能差，气紧、心累及上腹不适等症状明显，贫血明显。

【超声检查】

胃肠超声充盈造影：患者饮胃肠造影剂500ml后扫查，胃贲门通过顺利，贲门处可见胃内显影剂反流入食管，胃体胃壁局限性不规则增厚（图1-9-1），最厚处约13mm，长径达62mm，其回声减低，层次紊乱不清，其黏膜面破溃，见直径约33mm黏膜凹陷，表面见强回声斑附着（图1-9-2），该处浆膜连续，以胃大弯侧改变明显，该处胃壁蠕动减弱，幽门排空尚可，十二指肠球部充盈良好，内无特殊，十二指肠内未见明显肿块，显影剂通过顺利。CDFI：未见明显异常血流信号。

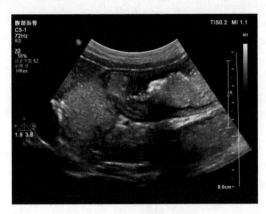

图1-9-1　胃窦长轴切面

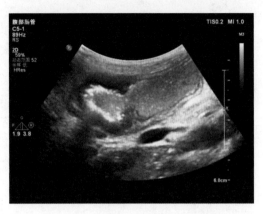

图1-9-2　胃体及胃窦部非标准切面

【诊断】

1.胃体及胃窦局限性胃壁增厚，考虑胃恶性肿瘤。

2.胃食管反流。

【其他影像学检查】CT增强：肝脏大小形态可，右前叶下段见钙化灶；肝右叶另见少许无强化结节影。脾脏、胰腺、双肾大小形态可，实质未见异常密度影，增强未见异常强化。胆囊壁稍厚，腔内多发泥沙样结石，增强示囊壁强化均匀。膀胱充盈尚可，壁不厚，增强未见异常强化。前列腺多发钙化灶，增强未见异常强化。胃充盈欠佳，小弯侧胃壁不规则增厚；腹部肠管未见梗阻扩张，肠壁不厚，管壁未见异常强化。腹腔及盆腔未见积液；腹膜后及腹腔内未见肿大淋巴结。

诊断：慢性结石性胆囊炎可能。胃充盈欠佳，胃小弯侧不规则增厚，结合相关检查。

【术中所见】腹腔内部分小肠及大网膜粘连于右上腹，肿瘤位于胃体及胃窦，呈溃疡型生长，大小约6cm×5cm，胃壁增厚，质偏硬，未浸出浆膜，腹腔及盆腔未见浊积液，其余未见异常。用超声刀松解粘连小肠及大网膜后，行胃癌根治术。

【病理检查】

"胃窦活检"：腺癌。

免疫组化结果：CD34（血管＋），CEA（＋），CK20（＋），D2-40（淋巴管＋），Her2（0），Ki-67（60%＋），S-100（可见神经束膜浸润），MUC-2（－）。根据免疫组化及形态学特点符合：胃小弯侧溃疡型中-低分化腺癌，肿瘤最大径约9.2cm；肿瘤浸润胃壁深肌层；错配修复蛋白，MLH-1（＋），PMS2（＋），MSH2（＋），MSH6（＋），提示错配修复完整。

【小结】该例患者为老年男性，胃体部胃壁增厚明显，超声或者CT检查都能够明确病变部位胃壁增厚情况，通过胃充盈超声检查，还能够动态详细地观察病变部位胃壁各层次情况，准确判断病变部位、范围、浸润深度、是否有溃疡灶、周围是否有淋巴结转移等。相较于胃CT诊断胃小弯侧不规则增厚的不明确性，超声对于病变部位的定性具有重要作用。

十、急性化脓性阑尾炎

患儿：男性　年龄：4岁

【主诉】腹痛、呕吐、腹泻1天，发热半天。

【现病史】入院1天前，患儿无明显诱因出现腹痛不适，呈阵发性，以脐周为主，疼痛轻，能耐受，伴呕吐1次，呕吐物为胃内容物，无咖啡色样物，非喷射性，伴腹泻2～3次/日，为黄色稀样便，无黏液、脓血，无惊厥，无咳嗽、咳痰等，在院外口服药物治疗（具体用药不详），症状无好转。半天前，患儿出现发热，最高体温39.8℃，无惊厥，仍有阵阵腹痛不适，门诊以"急性胃肠炎"收入住院。患病以来，精神、饮食差，小便量有所减少。

【既往史】既往健康状况良好。

【体格检查】体温：38℃，脉搏：106次/分，呼吸：26次/分，体重：18.5kg。

【一般情况】发育正常，营养中等，步入病房，自主体位，急性面容，神志清醒，查体合作。

【超声检查】

急诊超声检查腹腔：腹腔内探及胃肠道气体强反射，肠祥间探及最大径约14mm游离液性暗区（图1-10-1），肠系膜查见数个淋巴结回声，较大约7.3mm×5.7mm，皮髓质分界欠清，右下腹回盲部和周围肠管及系膜回声杂乱，肠管壁明显增厚，最厚处约5.4mm，周围系膜探及多片低弱回声（图1-10-2），较大一片约38mm×34mm，右下腹回盲部周围探及大小约57mm×36mm的液性暗区及气体样强回声间杂的混合性回声团（图1-10-3），以液性暗区为主，液体回声欠清亮，可见细弱点状回声。膀胱后壁明显增厚（图1-10-4），最厚处约9mm。

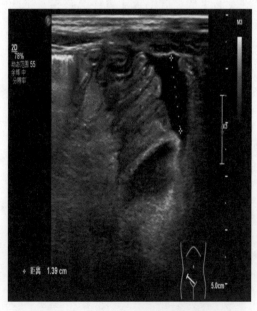

图1-10-1　右下腹肠管扩张伴肠间积液

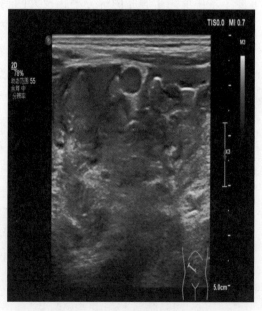

图1-10-2　右下腹低弱回声团

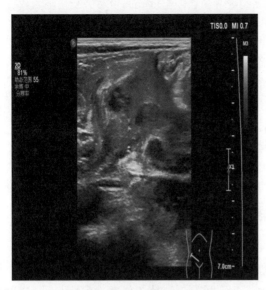

图1-10-3　右下腹混合性回声

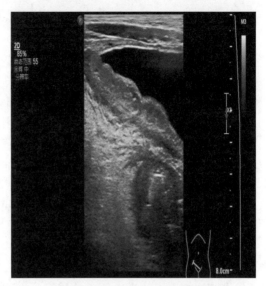

图1-10-4　膀胱壁受累明显增厚

急诊超声提示：

1.腹腔内右下腹杂乱回声团伴肠管壁增厚伴低弱回声灶伴膀胱壁增厚：考虑阑尾周围脓肿累及周围肠管及膀胱壁。

2.腹腔内肠系膜淋巴结肿大。

【术前诊断】腹膜炎，急性化脓性阑尾炎伴穿孔。

【术中诊断】阑尾脓肿，阑尾粪石嵌顿伴穿孔伴腹膜炎、肠粘连。

【手术经过】腹腔镜下阑尾脓肿引流术＋腹腔镜下肠粘连松解术＋阑尾粪石取出术。全身麻醉成功后，患者取仰卧位，给予常规消毒铺巾。于脐上切开皮肤1cm，置入金属Veress穿刺针建立CO_2气腹，设定腹内压10mmHg。改体位为头低足高位及左侧卧位各约15°。右下腹麦氏点偏上，左下腹反麦氏点各置0.5cm Trocar、1.0cm Trocar，分别置入腹腔镜及相应器械。术中所见：右下腹腔回盲部与周围肠管、膀胱、腹壁粘连，局部充血水肿明显，同时见一脓肿，用吸引器约150ml，将脓液（150ml）吸出后见一阑尾粪石；术中考虑炎症重、肠管粘连紧密、水肿明显，故与患者家属沟通，仅行阑尾脓肿引流，告知患者家属手术方式改变，同时术后有肠瘘风险，患者家属表示同意改变手术方式并签字。于左侧平肚脐约3cm另做一切口，长约0.5cm，用超声刀松解右下腹回盲部与周围肠管、膀胱、腹壁之间的粘连；再置入吸引器，将右下腹腔内脓液吸尽，将阑尾粪石取出，用吸引器及无菌纱布将肝下、脾下、盆腔等各处脓液吸尽、蘸拭术野后，检查手术创面无渗血，清点器械无误后，从左下腹切口置入腹腔引流管一根，置入盆腔后，从右下腹部切口引出固定并连接引流袋。直视下依次拔除各Trocar，同时检查各穿刺口无出血，撤去气腹，间断缝合脐上及左下腹切口腹膜及腱膜，缝合切口，手术过程顺利，术中出血量约10ml，腹壁无皮下气肿。术中麻醉满意，术后患者安返病房。

【小结】急性阑尾炎是小儿最常见的急腹症。最常见的临床表现是脐周腹痛转移至右下腹痛、腹部压痛、发热、白细胞增多、C反应蛋白增高。当穿孔时，阑尾不再肿胀，阑尾有时显示不清，系膜明显肿胀、增厚。因婴幼儿大网膜短而薄，发育差，穿孔后炎症不易局限，可扩散到腹腔形成多处脓肿，此时腹痛不明显，与周围组织粘连，可出现肠梗阻症状，如恶心、呕吐；盆腔脓肿时患者可出现刺激性腹泻；亦可侵犯膀胱壁，导致局部膀胱壁炎性不规则增厚，患儿可出现血尿，严重者侵蚀并穿透膀胱壁，患儿出现脓尿；女性患者还可出现输卵管-卵巢脓肿。

回顾本例患儿，病情发展快，阑尾穿孔伴周围多个脓肿形成，累及周围肠管及膀胱壁，出现周围组织的炎症扩散，伴随出现阑尾炎系列不典型表现。因此当出现患儿腹痛减轻，伴随出现消化道等不典型症状出现时，应警惕阑尾穿孔伴周围脓肿形成。

十一、阑尾淋巴瘤

患者：男性　年龄：44岁

【现病史】因"反复右下腹疼痛1月余，加重2天"入院。

【既往史】否认高血压、糖尿病、心脏病；否认肝炎、结核、伤寒、疟疾、痢疾等传染病史；预防接种史不详；否认外伤史；否认输血史；否认食物及药物过敏史。

【一般情况】无特殊。

【超声检查】阑尾管径厚约13mm，管壁层次不清（图1-11-1），周围系膜增厚，回声增强（图1-11-2），盲肠及回肠末端肠管壁增厚，回声减低、杂乱（图1-11-3，图1-11-4）。

结论：阑尾炎性改变伴周围系膜水肿；盲肠及回肠末端管壁改变，考虑炎性病变；右肾轻度积水，考虑阑尾炎性病变所致。

【其他影像学检查】

CT提示：

1.回盲部异常改变（图1-11-5），考虑化脓性阑尾炎可能性大。

2.肠系膜血管部分显示模糊，周围多发渗出灶（图1-11-6），远端团块影，局部脓肿形成？

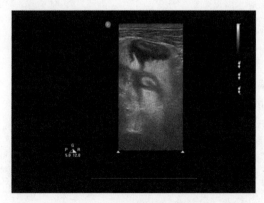

图1-11-1　阑尾管壁层次不清

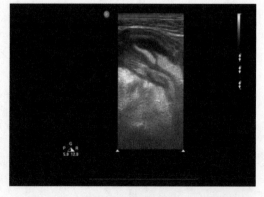

图1-11-2　阑尾周围系膜增厚，回声增强

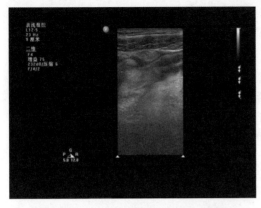

图1-11-3　盲肠及回肠末端肠管壁增厚

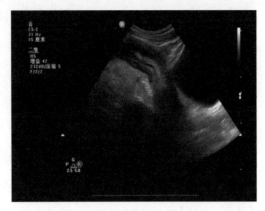

图1-11-4　盲肠及回肠末端回声减低、杂乱

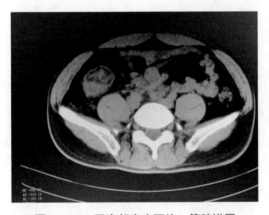

图1-11-5　回盲部密度不均，管壁增厚

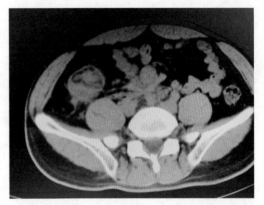

图1-11-6　肠系膜血管部分显示模糊，周围有渗出灶

【术中所见】小肠与回盲部腹壁粘连，网膜包裹阑尾，形成脓肿，阑尾长约6.0cm，粗约1.5cm，全段均有脓苔附着，体部充血发红，阑尾根部腔内有一粪石，盆腔及结肠旁沟、髂窝及肝下间隙均有黄色脓性浑浊液100ml。

【病理检查】

1."回盲部活检"　送检黏膜组织内大量淋巴细胞弥漫浸润、累及整个固有层，考虑为淋巴瘤，建议做免疫组化进一步诊断。

2.阑尾组织　阑尾壁全层大量淋巴细胞、浆细胞浸润，可见异型性，考虑淋巴瘤。

3."大网膜病灶组织"　脂肪组织内见大量淋巴细胞、浆细胞浸润，可见异型性，考虑淋巴瘤。

4.免疫组化　CD3（-），CD5（-），CD4（散+），CD8（散+），CD10（+），CD20（+），D21（-），CD23（-），CD45（+），CD79a（+），Ki-67（80%+），P53（2%+），PCK（-），Bcl-6（+），MUM1（+）。根据免疫组化和形态学特点考虑阑尾弥漫大B细胞淋巴瘤（生发中心来源）。

【小结】阑尾淋巴瘤常为全身淋巴瘤的一部分，阑尾原发淋巴瘤较少见，仅占阑尾恶性肿瘤的6.4%～13.6%，迄今国内外仅见散在个案报道。阑尾淋巴瘤的发生率明显低于胃、小肠和大肠，仅占胃肠道淋巴瘤的 0.015%，在胃肠道中阑尾组织的固有层淋巴组织最为丰富。淋巴瘤的常见超声表现为肠壁全周性增厚，多数为低回声，多数可见血流信号。

　　阑尾弥漫大 B 细胞淋巴瘤的临床表现与急慢性阑尾炎极其相似，往往表现为右下腹疼痛不适，血白细胞正常或升高，腹部 B 超及术前诊断困难，手术探查并术后病理检查可确诊。由于临床表现非特异性，极易与回盲部其他疾病相混淆，容易漏诊误诊。在阑尾发生淋巴瘤的同时常并发急性化脓性炎。这也提示，急腹症切除的阑尾做常规病理检查十分必要。阑尾淋巴瘤的预后相差较大，可能与不同病理类型有关。积极行根治性右半结肠切除术并辅以化疗和（或）放疗，多能取得满意的疗效。

十二、结　肠　癌

　　患者：女性　年龄：51岁

　　【现病史】入院前 2 天，患者无明显诱因出现上腹部疼痛，呈持续性绞痛，无放射痛，无明显加重及缓解因素，伴腹胀、恶心、反酸、烧心，无呕吐，无胸闷、胸痛、气紧，无尿频、尿急、尿痛、血尿，无肛门停止排气、排便，无畏寒、发热等不适，休息后无缓解。

　　【既往史】否认高血压、糖尿病、心脏病；否认肝炎、结核、伤寒、疟疾、痢疾等传染病史；预防接种史不详；否认手术外伤史；否认输血史；否认食物及药物过敏史。

　　【一般情况】体温：36.5℃，脉搏：103 次 / 分，呼吸：20 次 / 分，血压：114/83mmHg。

　　上腹部膨隆，腹部触诊柔软，上腹部压痛，局部反跳痛，无肌紧张，无腹部包块，肝脏、胆囊、脾、肾未触及，无输尿管压痛点，肝浊音界存在，无移动性浊音，无肾区叩痛，肠鸣音活跃，可听及气过水声，无血管杂音。

　　【实验室检查】血常规：白细胞计数 14.24×10^9/L，红细胞计数 4.53×10^{12}/L，血红蛋白 140g/L，血小板计数 209×10^9/L。

　　【超声检查】

　　超声所见：腹腔内探及胃肠道气体强反射，肠袢间未见确切游离液性暗区。腹腔结肠扩张，最宽处内径约 44mm（图 1-12-1 ～图 1-12-3），横结肠与降结肠交接处肠管壁增厚（图 1-12-4），其中一处厚约 8mm。

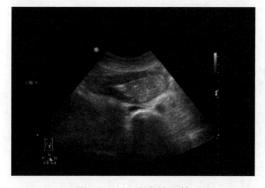

图 1-12-1　扩张的肠管

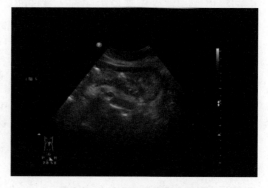

图 1-12-2　扩张的肠管与胰腺

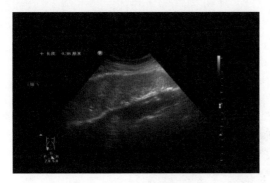

图1-12-3 扩张的结肠

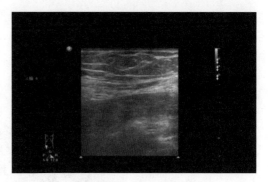

图1-12-4 增厚的管壁

超声提示：腹腔肠管扩张伴肠管壁局限性增厚，建议行进一步相关检查。

【其他影像学检查】CT检查结果见图1-12-5～图1-12-8。

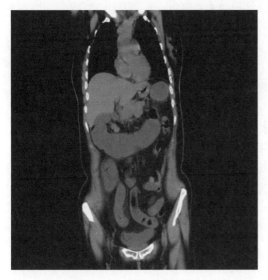

图1-12-5 CT冠状面（1）

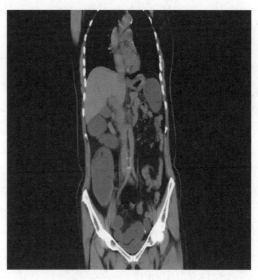

图1-12-6 CT冠状面（2）

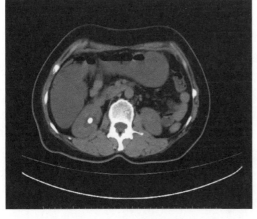

图1-12-7 CT横断面（1）

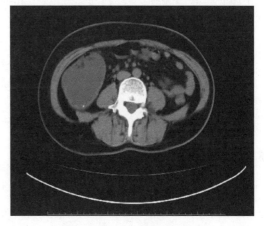

图1-12-8 CT横断面（2）

【术中所见】进入腹腔后见小肠、结肠与左侧腹壁广泛粘连，结肠脾区处有一大小约5cm×4cm的包块（图1-12-9），包块侵及浆膜层下，与周围无明显粘连，探查腹腔内肠管、肝脏、脾脏、腹部及盆腔未见异常。剖开见肿瘤菜花样，质硬，占据肠腔全周，肠腔明显狭窄，无法通过；肠管明显扩张水肿。可见阑尾水肿充血。

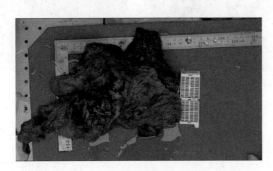

图1-12-9　术后切除的包块及部分肠管

【病理检查】

"降结肠、部分横结肠组织及系膜组织"：溃疡型中分化腺癌。

肿瘤大小：3.8cm×3cm×1cm。肿瘤浸润肠壁全层，达脂肪组织。

免疫组化表型：PCK（＋），CK20（＋），CEA（＋），Villin（＋），MUC-2（＋），CD34（－），D2-40（－），S-100（肿瘤浸润神经）。根据免疫组化和形态学特点，符合"降结肠及部分结肠组织"：中分化腺癌，浸润神经。

错配修复蛋白：PMS2（＋），MSH6（＋），MSH2（＋），MLH1（＋）。

【小结】结肠癌（colon cancer）是胃肠道中常见的恶性肿瘤，在我国41～65岁人群中发病率高。大体上可分为以下类型。

1.肿块型（菜花型，浸润少，预后好）　肿瘤向肠腔内生长，呈半球状或球状隆起，质地较软，并且瘤体较大，易溃烂出血并继发感染、坏死。此型结肠癌好发于右半结肠，多数分化程度较高，浸润性小，生长也较缓慢。

2.浸润型（硬癌，分化低，转移早，常发生梗阻）　浸润型肿瘤环绕肠壁并沿黏膜下生长，质地较硬，容易引起肠腔狭窄和梗阻。此型结肠癌的细胞分化程度较低，恶性程度高，并且转移发生得也较早。多发于右半结肠以外的大肠。

3.溃疡型（占50%以上，易出血，分化低，转移早）　是结肠癌中最常见的类型，好发于左半结肠、直肠。肿瘤向肠壁深层生长，并向肠壁外浸润，早期即可出现溃疡，边缘隆起，底部深陷，易出血、感染，并易穿透肠壁。此型的细胞分化程度低，较早发生转移。

根据组织学特点，结肠癌可分为腺癌、黏液癌和未分化癌三类。

1.腺癌　多数的结肠癌均为腺癌（乳头状腺癌占75%～85%），腺癌细胞排列成腺管状或腺泡状。根据其分化程度，按Broder法分为Ⅰ～Ⅳ级，即低度恶性（高分化）、中等恶性（中分化）、高度恶性（低分化）和未分化癌。

2.黏液癌　癌细胞分泌较多的黏液，黏液可在细胞外间质中或集聚在细胞内将核挤向边缘，细胞内黏液多者预后差。

3.未分化癌　未分化癌的细胞较小，呈圆形或不规则形，排列成不整齐的片状。分化很低，浸润性强，极易侵入小血管和淋巴管，预后很差。

（1）Ⅰ型：表现为伴有肠壁增厚的肠腔内大的广基偏心性分叶状肿块。

（2）Ⅱ型及Ⅲ型：常表现为环形或半环形肠壁增厚，伴有肠腔的不规则狭窄。

（3）Ⅳ型：少见，表现为肠壁均匀弥漫性增厚、僵硬，称为革袋状结肠，需注意与转移癌及克罗恩病相鉴别。

十三、尿路上皮癌

患者：女性　年龄：83岁

【既往史】【一般情况】均无特殊。

【超声检查】

肾脏：右肾体积增大，实质最薄约1.0cm，集合系统探及最大径约4.8cm的分离（图1-13-1）；左肾大小约6.9cm×3.0cm，实质变薄，最薄约0.8cm，皮髓质分界欠清，集合系统探及最大径约2.2cm的分离。CDFI：其内均探及稀疏血流信号。

输尿管：右侧输尿管全程扩张（图1-13-2），显示段管腔内未见确切异常回声；左侧输尿管内径约0.8cm，显示长度约8.7cm，显示段内未见明显异常回声。

膀胱：形态规则，充盈好，膀胱内（右输尿管入口处）探及大小约3.9cm×3.2cm×2.1cm的稍强回声团（图1-13-3），呈椭圆形，边界清晰，形态规则。CDFI：其内未见明显血流信号（图1-13-4），改变体位未见明显移动。

超声提示：

1.膀胱内稍强回声团：性质？

2.右肾重度积水伴右侧输尿管全程扩张。

3.左肾缩小伴轻度积水；左侧输尿管上段扩张。

【其他影像学检查】

上、下腹部及盆腔平扫＋三维重建：CT提示：右侧输尿管下段管壁增厚，管腔狭窄，上方输尿管及肾盂肾盏明显扩张、积水（图1-13-5～图1-13-8），考虑系输尿管肿瘤伴泌尿系梗阻，请结合增强CT检查。膀胱充盈不佳；左肾萎缩、形态失常；肝右叶

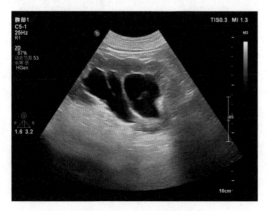

图1-13-1　右肾积水

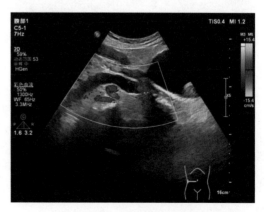

图1-13-2　扩张的右侧输尿管

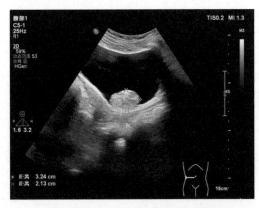

图 1-13-3　膀胱腔内稍强回声结节

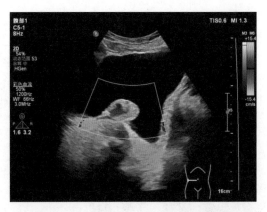

图 1-13-4　膀胱腔内稍强回声结节未见明显血流信号

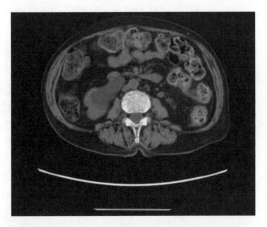

图 1-13-5　CT 横断面右肾积水（1）

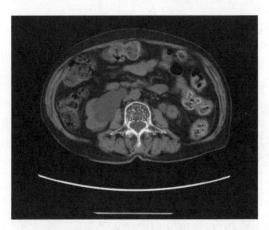

图 1-13-6　CT 横断面右肾积水（2）

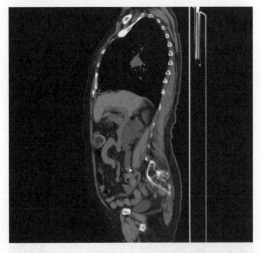

图 1-13-7　CT 矢状面右肾积水及右侧输尿管扩张

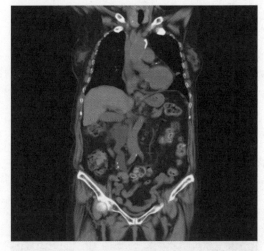

图 1-13-8　CT 冠状面右肾积水及右侧输尿管扩张

散在数个小圆形低密度影，建议增强CT复查；子宫后壁等密度结节影，考虑系肌瘤可能性大。腹膜后散在小淋巴结。余腹盆部未见确切异常。

【病理检查】

免疫表型：1号切片CK20（＋），GATA-3（＋），Ki-67（3%～5%＋），P63（＋），PHH3（核分裂位置较高）；2号切片CK20（＋），GATA-3（＋），Ki-67（3%＋），P63（＋），PHH3（可见核裂）。根据免疫组化及形态学特点，"膀胱占位"：符合低级别乳头状尿路上皮癌。"右侧输尿管新生物"：符合尿路上皮癌，因浸润组织太小难以分级。

【小结】尿路上皮癌传统上又称移行细胞癌。该肿瘤起源于泌尿生殖道的移行性上皮细胞，30%～40%的病例呈多中心性，先后或同时发生，这些移行上皮细胞在一定因素作用下可出现各种类型化生，尤其是在慢性炎性反应和结石刺激状态下，由鳞状上皮或腺性上皮化生，可演变成鳞癌或腺癌。尿路上皮癌占膀胱癌的90%，鳞癌占3%～7%，腺癌仅占2%左右。世界卫生组织（WHO）泌尿系统和男性生殖器官肿瘤分类指南中将尿路上皮癌分为低级别乳头状尿路上皮癌和高级别尿路上皮癌，其病因复杂，可能与遗传、环境因素有关，目前已知吸烟和职业接触芳香胺是导致上皮癌的两个主要因素。

临床上尿路上皮癌发病年龄较大，以50～70岁多见，男女比例（3～4）:1，多以无痛性血尿为首发症状，由于肿瘤呈乳头状快速生长，易向膀胱内壁浸润并累及膀胱周围组织，引起膀胱刺激症状和排尿困难，而肿瘤本身质脆，易发生溃疡、出血，此是血尿发生的主要原因。

（李 蔚 胥卉苹 刘 蓉 兰 海 赵津艺 朱文玲 张文军
张 艺 许 达 秦 倩 唐 茜 罗定强 王柄华 游益娟）

参考文献

［1］Cornell C M，Clarke R. Vicarious calcification involving the gallbladder［J］. Ann Surg，1959，149（2）：267-272.

［2］Kane R A，Jacobs R，Katz J，et al. Porcelain gallbladder: ultrasound and CT appearance［J］. Radiology，1984，152（1）：137-141.

［3］Stephen A E，Berger D L. Carcinoma in the porcelain gallbladder: a relationship revisited［J］. Surgery，2001，129（6）：699-703.

［4］Opatrny L. Porcelain gallbladder［J］. CMAJ，2002，166（7）：933.

［5］Towfigh S，McFadden D W，Cortina G R，et al. Porcelain gallbladder is not associated with gallbladder carcinoma［J］. Am Surg，2001，67（1）：7-10.

［6］Ohmi H，Sukigara H，Hayakawa T，et al. A case of porcelain gallbladder with xanthogranulomatous cholecystitis masquerading as gallbladder cancer［J］. Nippon Shokakibyo Gakkai Zasshi，1997，94（5）：381-385.

［7］祁得录，Jay Cannon MD，王永翔，等. 胆囊壁完全瓷化1例报告，卫生职业教育，2011（029）：21.

［8］张慧敏，金梦，钱家鸣，等. 胰腺癌合并急性胰腺炎和单纯性胰腺炎诊断分析［J］. 中国实用内科杂志，2017，37（2）：145-147.

［9］Coleman K M，Doherty M C，Bigler S A．Solid-pseudopapillary tumor of the pancreas［J］．Radiographics，2003，23（6）：1644-1648.

［10］Chung E M，Travis M D，Conran R M．Pancreatic tumor in children：radiologic-pathologic correlation［J］．Radiog Raphics，2006，26（4）：1211-1238.

［11］祁晓英，马琳，卢强，等．胰腺实性假乳头状瘤的超声特征及鉴别诊断［J］．世界华人消化杂志，2016，24（8）：1269-1276.

［12］唐少珊，王丹，高金梅，等．胰腺实性假乳头状瘤的超声及超声造影表现［J］．中国医学影像技术，2009，25（9）：1635-1637.

［13］张虎，林瑞新，等．巨大脾假性囊肿行脾脏部分切除术一例［J］．肝胆胰外科杂志，2014，26（5）：433-434.

［14］牛文娟，林京，田小红．27例脾脏占位性病变的彩色多普勒超声诊断［J］．重庆医学，2010，39（18）：2501-2502.

［15］Coon W W．Surgical aspects of splenic disease and lymphoma：benign and malignant tumors［J］．Curr Probl Surg，1998，35：600.

第二章

心血管超声病例及解析

心血管疾病的超声诊断包括常规超声心动图检查，颈部动静脉、腹腔动静脉、肾动脉、四肢大动脉及深静脉系的形态结构与血流动力学检查。凭借便捷、实时、准确、无放射性的优点，心血管超声在临床工作中得到了广泛的应用。

相对于腹部超声，心血管超声检查对超声医师的操作手法和仪器使用提出了更高的要求。心血管超声诊断结果准确与否，和检查医师的手法、仪器条件的设置存在较大的关联，经验丰富的医师，能够提升诊断结果的准确性。因此，检查医师要不断规范自身的操作手法，结合自身的实践经验，对操作手法和仪器设置条件进行优化。

在心血管超声病例这章，我们总结了以下14个病例：大脑中动脉狭窄、颈内动脉肌纤维发育不良、颈动脉合并椎动脉闭塞、左侧颈动脉支架置入术后并左侧锁骨下动脉盗血、椎动脉慢性闭塞、锁骨下动脉盗血、大动脉炎、主动脉弓缩窄、矫正型大动脉转位、左冠状动脉肺动脉瘘、动脉导管未闭（管型）、室间隔残余漏、心包囊肿、人工动静脉瘘血栓。

一、大脑中动脉狭窄

患者：男性　年龄：73岁

【现病史】2个月前，无明显诱因突发左侧肢体乏力、活动障碍入院，现患者为行进一步治疗入院。

【既往史】高血压2年余，前列腺增生，余无特殊。

【一般情况】体温：36.2℃，脉搏：86次/分，呼吸：20次/分，血压：153/96mmHg，神志清楚，言语欠清，左侧鼻唇沟变浅，左侧肢体肌力上肢2级、下肢3级，肌张力差，右侧肢体肌力及肌张力正常。

【超声检查】

经颅彩色多普勒超声（TCCD）所见：双侧颞窗透声良好，颅内大脑动脉环（Willis环）结构显示清晰，血管走向正常。

双侧大脑中动脉血流速度不对称。右侧大脑中动脉（RMCA）M1段血流束局部变细呈"束腰征"（图2-1-1），流速明显升高（深度49mm，PV：356cm/s，PI：0.89）（图2-1-2），声频粗糙伴涡流频谱，远段流速减低（深度33mm，PV：43cm/s，PI：0.46），峰时后延，频谱形态呈低搏动性改变（图2-1-3）；左侧大脑中动脉（LMCA）血流充盈良好，血流速度正常（深度56mm，PV：81cm/s，PI：0.89），频谱形态及血管搏动指数正常（图2-1-4）。

双侧颈内动脉终末段、大脑前动脉、大脑后动脉血流充盈良好，血流速度正常，频谱形态及血管搏动指数正常。

双侧椎动脉、基底动脉彩色血流显示呈"Y"字形，血流充盈良好，血流速度正常，频谱形态及血管搏动指数正常。

TCCD诊断：右侧大脑中动脉狭窄（M1段：重度）。

二维及彩色多普勒、频谱多普勒图像：

【其他影像学检查】颅脑磁共振成像（MRI）＋磁共振血管成像（MRA）见图2-1-5及图2-1-6。

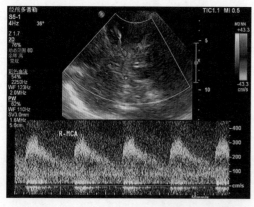

图2-1-1　右侧大脑中动脉M1段局部变细呈"束腰征"

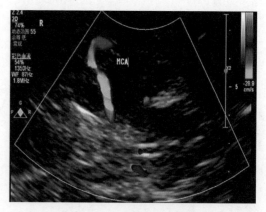

图2-1-2　局部流速明显增高

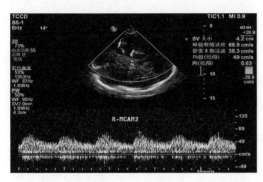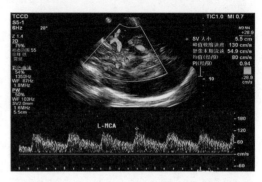

图2-1-3 右侧大脑中动脉远段明显低搏动性改变

图2-1-4 左侧大脑中动脉流速及频谱形态正常

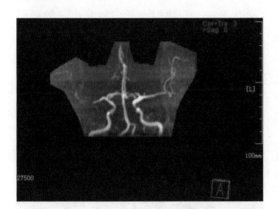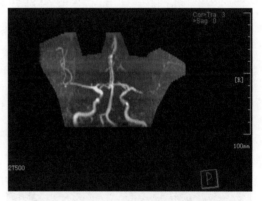

图2-1-5 MRA：右侧大脑中动脉狭窄伴远端分支稀少

图2-1-6 全脑血管造影：右侧大脑中动脉M1段重度狭窄

【小结】TCCD作为一种很好的脑血管病筛查手段，与其他影像学检查相比具有实时、便携、无创、无辐射、重复性好的优势，颅内外血管的同步检查可实现对颈部、颅内动脉病变的定位、定性与定量评估。即使在血管成像（CTA）、MRA、数字减影血管造影（DSA）等先进技术广泛应用的情况下，超声也可以为临床提供精准诊断。

适应证如下：

1.正常人群或具有脑卒中危险因素的人群的筛查。

2.对脑卒中、短暂性脑缺血发作（TIA）、可逆性缺血性神经功能缺损（RIND）、黑矇等前后循环神经系统症状的患者进行评价。

3.可疑脑血管畸形。

4.对实施颈动脉内膜剥脱术或介入治疗的患者手术前后评估及随访。

5.不能接受DSA的患者，TCCD检查是首选方法。

二、颈内动脉肌纤维发育不良

患者：男性　年龄：51岁

【现病史】颈肩部疼痛伴活动受限1周，加重2天。患者入院前1周，无明显诱因出现颈肩部疼痛，无明显头晕、头痛不适，休息后症状无明显缓解，颈部疼痛逐渐加重，伴右侧肩胛骨区疼痛不适，活动受限明显。

【既往史】否认高血压，心脏病；诊断糖尿病病史6年余。

【实验室检查】血糖升高。

【超声检查】检查方法：采用PHLIPS EPIQ 7彩色多普勒超声诊断仪，配置浅表线阵探头L12-5，探头频率5～18MHz，患者取仰卧位。

超声所见：双侧颈总动脉内径对称，内-中膜不厚（厚约0.8mm），频谱形态正常，各段血流速度正常。双侧颈动脉球部内径对称，血流速度正常。

右侧颈内动脉管腔明显变细，管腔内探及不均回声充填（图2-2-1），CDFI未见明显血流信号（图2-2-2）；左侧颈内动脉内径及频谱形态正常（图2-2-3），各段血流速度正常（图2-2-4）。

双侧颈外动脉血流方向正常，流速及频谱形态正常。双侧椎动脉内径对称，频谱形态及血流速度正常。

双侧锁骨下动脉血流速度正常。

超声提示：右侧颈内动脉闭塞（考虑肌纤维发育不良）。

二维及彩色多普勒、频谱多普勒图像：

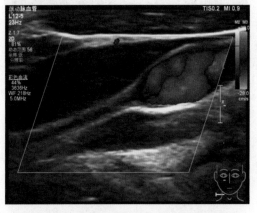

图2-2-1　右侧颈内动脉管腔明显变细，管腔内探及不均回声充填

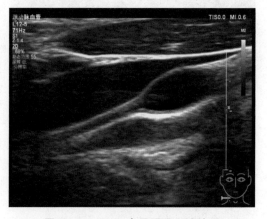

图2-2-2　CDFI未见明显血流信号

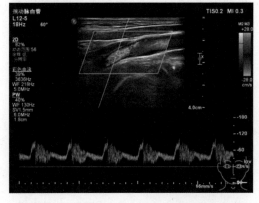

图2-2-3　左侧颈内动脉内径及频谱形态正常

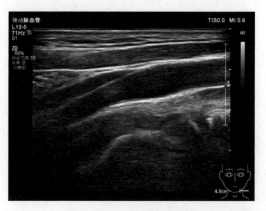

图2-2-4　血流速度正常

【结果】随访患者5年前于上级医院诊断为右侧颈内动脉狭窄，为肌纤维发育不良所致。

【小结】肌纤维发育不良（FMD）是一组异质性的血管病变，其特征是特发性、非炎性、非动脉粥样硬化的中小动脉病变。FMD在年轻女性中最常见，尤其是颈内动脉（ICA）的发病率较高，为0.6%～1%，通常为双侧，也可发生在椎动脉（VA），其发病原因不明，在临床上一般以DSA影像表现作为诊断标准。

基本病理表现为动脉壁的纤维化或纤维肌性增厚，FMD会破坏血管壁的任何一层（内膜、中膜或外膜），累及内膜常表现为长而平滑的狭窄，累及中膜常见，有"串珠样"表现，累及外膜则为血管壁袋状凸起、动脉瘤样改变，由于血管壁的破坏而易形成夹层。

引起动脉闭塞的原因主要是动脉粥样硬化、大动脉炎、纤维肌发育不良，动脉粥样硬化引起的颈内动脉闭塞首先要有病史支持，如高血压、高血脂等脑血管危险因素存在，常引起动脉管壁局限性狭窄，斑块多位于动脉起始部，极少累及颈内动脉全程而导致"串珠"样改变。多发性大动脉炎以年轻人好发，女性多见，临床早期可出现低热、乏力、关节痛等非特异性全身症状，以锁骨下动脉及颈总动脉累及较多，颈内、颈外动脉及椎动脉一般很少累及，管壁增厚不均匀。FMD引起的动脉狭窄和闭塞需与上述两种疾病鉴别。

三、颈动脉合并椎动脉闭塞

患者：男性　年龄：65岁

【现病史】甲状腺癌术后放化疗后碘-131治疗后10年余，颈部不适5天。

【既往史】35年前患者因"甲状腺癌"就诊于四川某医院，行手术及放化疗治疗（具体不详），术后患者出现声音嘶哑，未行治疗，放化疗后行碘-131治疗1次，于2003年再次行碘-131治疗1次，治疗结束后患者左上肢肌力下降，未行治疗。1年6个月前患者出现右上肢肌力下降，伴食欲欠佳、吞咽困难，现患者为行进一步治疗入院，门诊以"甲状腺癌"收入院。自患病以来，精神、食欲欠佳，睡眠尚可，大小便无明显异常，体重无明显变化。既往诊断高血压20年余，口服硝苯地平缓释片，自诉血压控制可，否认糖尿病、心脏病；余无特殊。

【一般情况】体温：36.2℃，脉搏：103次/分，呼吸：20次/分，血压：112/87mmHg。

【超声检查】

颈动脉超声所见：双侧颈总动脉内径对称，右侧颈总动脉起始段至分叉处全段管腔内不均质回声完全充填（图2-3-1），左侧颈总动脉起始段2.5cm处以远至分叉处全段管腔内不均质回声完全充填（图2-3-2）。

双侧颈动脉球部内径对称，内-中膜不均匀增厚（1.2mm），管腔内探及多个大小不等回声不均斑块，血流速度减低，频谱形态呈低搏动改变。

双侧颈内动脉内径对称，血流速度减低，频谱形态呈低搏动改变（图2-3-3）。

双侧颈外动脉血流方向逆转，并经球部向颈内动脉供血，流速减低，频谱形态呈低搏动改变（图2-3-4）。

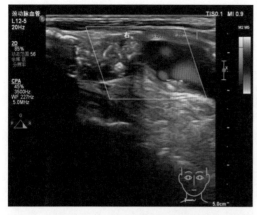

图2-3-1　右侧颈总动脉近段

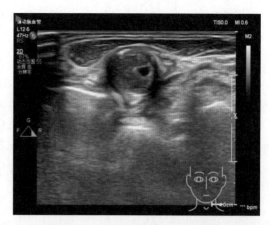

图2-3-2　左侧颈总动脉二维图像

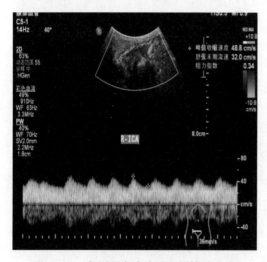

图2-3-3　右侧颈内动脉明显低搏动改变

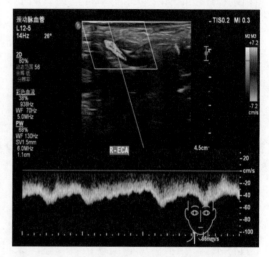

图2-3-4　右侧颈外动脉血流反向伴颈内动脉化

右侧椎动脉起始段内径约3.0mm，管腔内探及低回声完全充填，椎间段管腔内探及不均质强回声为主不均回声完全充填，CDFI检测均未见明显血流信号。左侧椎动脉内径3.4mm，管腔内探及不均质回声完全充填，CDFI检测均未见明显血流信号。

双侧锁骨下动脉内径对称，管腔内探及多个大小不等回声不均斑块，右侧较大者位于起始段后壁，为16.4mm×5.4mm强回声为主不均回声不规则斑块，致起始段内径变细，残余内径为2.2mm，原始管径为11.7mm，流速为305cm/s，远段内径正常，流速正常，频谱形态未见明显低搏动改变；左侧较大者位于中段后壁，为25.9mm×3.8mm强回声为主不均匀回声扁平斑块，流速及频谱形态正常。

颈动脉超声提示：

1.双侧颈动脉内-中膜不均匀增厚伴斑块（多发）。

2.双侧颈总动脉慢性闭塞。

3.双侧颈外动脉向颈内动脉逆向供血。

4.双侧椎动脉慢性闭塞。

5.右侧锁骨下动脉起始段狭窄（50%～69%）。

6.双侧锁骨下动脉斑块（多发）。

7.无名动脉斑块（多发）。

TCCD所见：双侧大脑中动脉均流速减低，频谱形态呈明显低搏动改变（图2-3-5）。

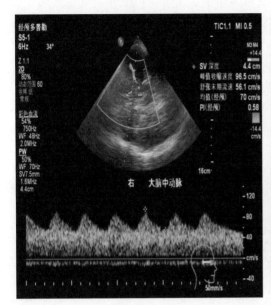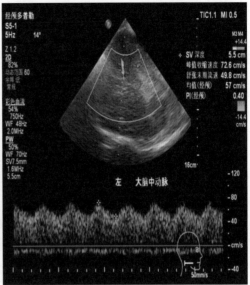

图2-3-5 TCCD示：双侧大脑中动脉均呈明显低搏动改变

【其他影像学检查】无。

【入院处置】患者入院后病重，因颈动脉彩超提示颈动脉、椎动脉慢性闭塞，请心血管内科和神经内科会诊，建议行介入治疗、冠状动脉造影等，患者及家属拒绝，加用阿托伐他汀口服等保守治疗出院。

【小结】^{131}I放疗是甲状腺癌治疗的有效方法，可以显著提高患者生存率，但是也存在与放疗相关的一些不良反应。研究显示，放疗作为颈动脉狭窄的独立危险因素，脑血管意外的危险性明显增加，放疗可导致头颈部肿瘤患者颈动脉粥样硬化斑块的形成和进展，且斑块具有易损性的特点。

四、左侧颈动脉支架置入术后并左侧锁骨下动脉盗血

患者：男性 年龄：74岁

【现病史】腹痛就诊。

【既往史】高血压10年余，高血脂10年余，吸烟20年余，左侧颈动脉支架置入术后1年余。

【实验室检查】血糖、血脂升高。

【超声检查】

检查方法：采用PHILIPS EPI Q5彩色多普勒超声诊断仪，配置浅表线阵探头L12-5，探头频率5～18MHz，患者取仰卧位。

超声所见：右侧颈总动脉内-中膜不均匀增厚（厚1.3mm），右侧管腔内探及多个大小不等、回声不均斑块，最大斑块位于中段内后壁，为25.0mm×2.4mm强回声为主不均回声不规则斑块，血流速度及频谱形态正常。右侧颈动脉球部前壁探及大小为6.4mm×1.7mm的强回声扁平斑块，血流速度及频谱形态正常。右侧颈内动脉起始处后壁探及大小为10.8mm×1.8mm的以强回声为主不均回声不规则斑块，血流速度及频谱形态正常。右侧颈外动脉起始处后壁探及大小为7.0mm×1.6mm的强回声扁平斑块（由颈总动脉分叉处延续而来）。

左侧颈总动脉中段前壁探及大小为6.3mm×1.5mm的强回声扁平斑块；左侧颈总动脉近-中段内-中膜不均匀增厚（厚约1.3mm），颈总动脉远段至颈内动脉近段管腔内探及网状结构强回声，支架长约4.0cm，支架近段（位于颈总动脉远段）内径7.0mm，内膜增生（图2-4-1），厚1.5mm，流速正常，支架中段（位于颈动脉球部）内径6.7mm，内膜厚0.9mm，流速正常，支架远段（位于颈内动脉近段）内径5.8mm，内膜厚0.9mm，流速正常，支架以远颈内动脉远段流速正常，频谱形态正常，支架旁颈外动脉内径及血流速度正常。

双侧椎动脉内径对称，右侧椎动脉走行迂曲，右侧频谱形态及血流速度正常，左侧椎动脉流速正常，频谱形态改变、收缩期血流方向完全反向，舒张期血流信号消失（图2-4-2）。

右侧锁骨下动脉起始处后壁探及大小为7.9mm×1.6mm的等回声扁平斑块，血流速度正常；左侧锁骨下动脉（LSCA）起始处管腔内探及不均回声充填（图2-4-3），CDFI检测未探及确切血流信号，远段流速减低，频谱形态呈低搏动性改变（图2-4-4）。

超声提示：

1.左侧颈动脉支架置入术后血流通畅（图2-4-5）。

2.左侧锁骨下动脉闭塞。

3.左侧锁骨下动脉盗血（完全型）。

4.右侧颈动脉内-中膜不均增厚伴斑块（多发）。

5.右侧锁骨下动脉斑块（单发）。

二维及彩色多普勒、频谱多普勒图像：

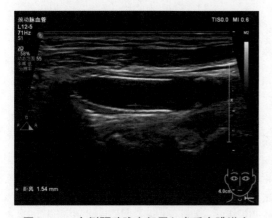

图2-4-1 左侧颈动脉支架置入术后内膜增生

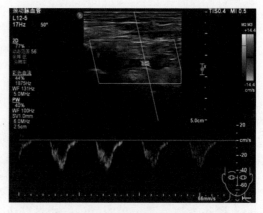

图2-4-2 左侧椎动脉收缩期血流方向完全反向，舒张期血流信号消失

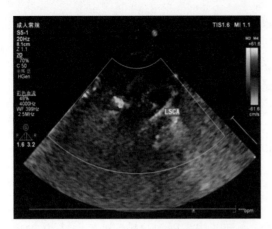

图2-4-3　左侧锁骨下动脉管腔内探及不均
回声充填

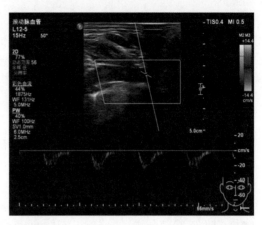

图2-4-4　远段流速减低，频谱形态呈低搏
动性改变

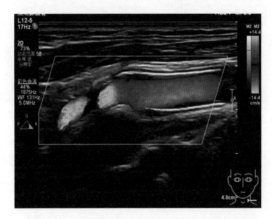

图2-4-5　左侧颈动脉支架置入术后血流通畅

【结果】随访患者外院DSA结果：左侧椎动脉起始处近心端锁骨下动脉闭塞。

【小结】锁骨下动脉盗血综合征（SSS）是指发出椎动脉（VA）前的锁骨下动脉
（SA）近段或无名动脉近段狭窄或闭塞，导致患侧SA远端及VA内压力明显下降，引
起同侧VA血流逆行入SA远端，灌注患侧上肢，引起的椎-基底动脉供血不足和上肢缺
血等一系列临床综合征。常见病因是动脉粥样硬化斑块，中老年多发，男性居多，左
侧多见。多发性大动脉炎锁骨下动脉狭窄导致SSS常见于年轻女性。对于锁骨下动脉
狭窄分度不能仅凭流速，应结合椎动脉频谱形态改变等因素进行综合考虑，目前明确
的只有流速PSV≥343cm/s，狭窄率为70%～99%。轻度狭窄时，内径减小50%，彩色
血流周边有缺损，但不明显，血流速度正常，无盗血，VA正常。中度狭窄时，内径减
小50%～69%，彩色血流周边有明显缺损，血流速度较健侧升高，外周血流频谱存在，
VA血流达峰时间延长或出现收缩期"切迹"或"兔子征"。重度狭窄时，内径减小大于
70%，患侧VA血流减低（收缩期逆转，舒张正常），血流随狭窄程度的增加而减少。当
内径减小达到90%时，收缩期完全性逆转，舒张可能有低速正常血流（振荡型改变）。
当闭塞时，收缩期血流完全反向，舒张期血流信号消失或反向。

颈动脉支架成形术已经成为一种微创、安全和有效的治疗方法，可有效降低颈动脉狭窄患者的脑卒中风险。颈动脉支架置入术后超声检查可以准确评估颈动脉支架位置、长度，支架近、中、远段内径及相应的血流速度，判断是否存在残余狭窄，并计算残余狭窄率。支架置入术后1天、3个月、6个月，以后每年复查评估一次支架通畅性，有无内膜增生及再狭窄。

五、椎动脉慢性闭塞

患者：男性　年龄：56岁

【现病史】血糖升高1年余，腰痛1周。入院前1周患者无明显诱因出现双侧腰痛，隐痛为主，无其他不适，门诊以"2型糖尿病，2型糖尿病周围神经病变"收入内分泌科。自起病以来，精神、食欲一般，睡眠尚可，二便基本正常，体重变化不详。

【既往史】高血压3年余，长期口服降压药（药物不详），自诉有高血脂病史，平素有尿频不适，余无特殊。

【实验室检查】

血细胞分析＋C反应蛋白（CRP）：平均血小板体积14.30×10⁹/L，血小板体积分布宽度23.50fl，大型血小板比率58.90%，糖化血红蛋白5.5%。

心肌酶学：丙氨酸氨基转移酶150U/L，天冬氨酸氨基转移酶61U/L，脂蛋白（a）599.2mg/L。

【超声检查】

超声所见：双侧颈总动脉内径对称，内-中膜不厚（厚0.9mm），双侧各段血流速度正常。

双侧颈动脉球部内径对称，血流速度正常。

双侧颈内动脉内径对称，CDFI显示血流充盈好，各段流速正常。

左侧椎动脉颅外段（V1～V3段）全程未显示（图2-5-1），颅内段（V4段）部分显示并血流反向（图2-5-2），流速及频谱形态正常；右侧椎动脉内径正常，内径约

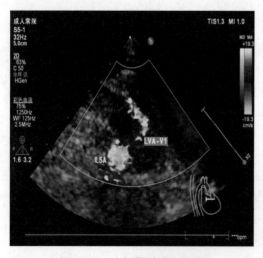

图2-5-1　左侧椎动脉开口处

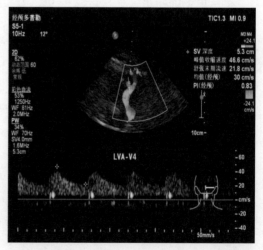

图2-5-2　TCCD：左侧椎动脉汇入基底动脉开口处血流反向

5.0mm，血流速度及频谱形态正常（图2-5-3）。

　　右侧锁骨下动脉起始部后壁探及13.3mm×2.3mm等回声扁平斑块，双侧锁骨下动脉流速正常。

　　超声提示：左侧椎动脉颅外段未显示，左侧椎动脉颅内段血流反向，慢性闭塞？建议结合TCCD及DSA等进一步确诊。

　　二维及彩色多普勒、频谱多普勒图像：

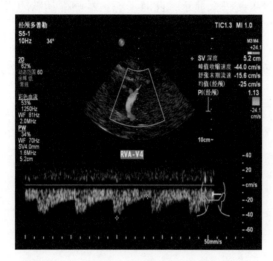

图2-5-3　TCCD：右侧椎动脉血流速度正常

　　次日在局部麻醉下行全脑血管造影术DSA检查。

　　DSA描述：主动脉弓造影示Ⅰ型主动脉弓，弓上血管鞘扭曲，可见动脉粥样斑块。颈动脉造影示双侧颈总动脉正常，双侧颈内动脉正常，双侧大脑中动脉、大脑前动脉正常。锁骨下动脉及椎动脉造影示右侧锁骨下动脉正常，右侧椎动脉正常，呈优势血管（图2-5-4）；左侧锁骨下动脉正常，左侧椎动脉未见显影（图2-5-5），基底动脉由右侧椎动脉供血。

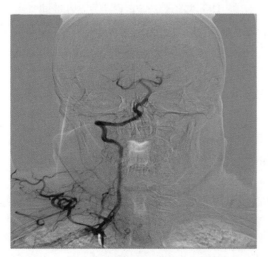

图2-5-4　DSA右侧锁骨下动脉及椎动脉显影

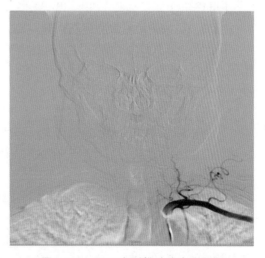

图2-5-5　DSA左侧椎动脉未见显影

DSA结果：动脉粥样硬化，左侧椎动脉未见显影。

【诊断】临床出院诊断：左侧椎动脉慢性闭塞。

【小结】本病例回顾分析：左侧椎动脉颅外段全程（V1～V3段）未显示，左侧椎动脉颅内段（V4段）部分显示并血流反向，流速及频谱形态正常，此时考虑左侧后循环存在问题，是椎动脉问题，还是锁骨下动脉问题？

结合颈动脉超声，双侧锁骨下动脉、右侧椎动脉流速及频谱形态均正常，左侧椎动脉颅外段（V1～V3段）全程未显示，此时考虑：左侧椎动脉闭塞？ TCCD示左侧椎动脉颅内段（V4段）部分显示并血流反向，如何解释？左侧椎动脉V1～V3段闭塞，V4段仅少许有效管腔存在，此时V4段所剩有效管腔"盗取"了右侧锁骨下动脉—右侧椎动脉—基底动脉入颅血，因此左侧椎动脉颅内段（V4段）部分显示、血流反向，血流速度及频谱形态正常，支持诊断。

此外，椎动脉走行变异中高位入椎易误诊为椎动脉闭塞，例如，椎动脉从C_3～C_4椎间隙穿入横突孔，C_5～C_7椎间隙未见椎动脉声像。因此，在椎动脉超声检查中，探头不应只停留于椎间段扫查，应从椎开口V1～V3段逐一扫查，防止误诊、漏诊发生！

六、锁骨下动脉盗血

患者：男性　年龄：78岁

【现病史】入院前8年起，患者无明显诱因出现活动后心累、气紧不适，不能远距离步行及提重物、爬楼等，休息后心累症状可缓解，无头晕、头痛，无胸痛，无恶心、呕吐，无畏寒、发热，无呼吸困难，无黑矇、晕厥等不适，多次住院检查考虑诊断"心功能不全、慢性阻塞性肺疾病"，给予对症输液等治疗时症状有缓解，但仍反复发作。入院前10天起患者上述症状再发，伴双下肢水肿，当地中医院住院治疗后症状缓解不明显，门诊以"冠心病、慢性阻塞性肺疾病"收入院。患病以来，患者精神、饮食一般，体重改变不详。

【既往史】既往体质一般，患有慢性阻塞性肺疾病多年，冬春季易发，6年前诊断"脑梗死"，目前遗留右侧肢体活动较左侧差，不影响行走。

【超声检查】无名动脉分叉处至右侧锁骨下动脉起始部探及范围约31.2mm×9.3mm稍强杂乱回声斑块，致该处管腔变窄（狭窄率为50%～75%），CDFI及脉冲多普勒（PW）显示：该处管腔可见花色血流信号（图2-6-1），狭窄处V_{max}：2.10m/s（图2-6-2），狭窄远段V_{max}：3.24m/s（图2-6-3）。

右侧椎动脉V1段、V2段走行未见纡曲，管径未见明显狭窄，管腔内未见异常回声充填，CDFI及PW显示：右侧椎动脉血流频谱收缩期最大流速高于舒张期，收缩晚期探及少许反流（图2-6-4）。

诊断：右侧锁骨下动脉起始段狭窄（狭窄率为50%～75%）伴右侧椎动脉血流频谱改变，考虑右侧锁骨下动脉盗血综合征。

【小结】锁骨下动脉盗血综合征是指在锁骨下动脉或头臂干的椎动脉起始处的近心段有部分的或完全的闭塞性损害，虹吸作用引起患侧椎动脉中的血流逆行，进入患侧锁

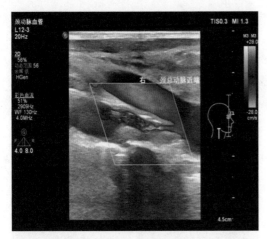

图2-6-1　右侧锁骨下动脉狭窄处彩色多普勒

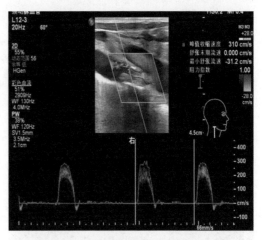

图2-6-2　右侧锁骨下动脉狭窄段频谱

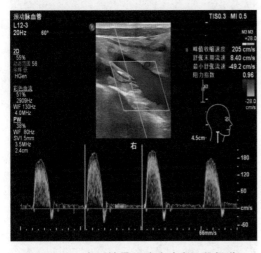

图2-6-3　右侧锁骨下动脉狭窄远段频谱

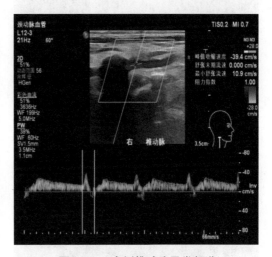

图2-6-4　右侧椎动脉异常频谱

骨下动脉的远心端，导致椎-基动脉缺血性发作和出现患侧上肢缺血性症候，也可有脑缺血或上肢缺血症状。该病主要病因为动脉粥样硬化，动脉粥样硬化是一种全身性血管损害。主要见于中老年人，患者多存在高血压、糖尿病、高脂血症及吸烟等动脉粥样硬化的危险因素。

七、大动脉炎

患者：女性　年龄：51岁

【一般情况】上肢血：145/96mmHg，偶伴乏力、晕厥。

【实验室检查】红细胞沉降率（血沉）7.5mm/h，血糖、血脂无异常。

【超声检查】

检查方法：采用迈瑞Resona 7彩色多普勒超声诊断仪，配置浅表线阵探头L9-3U，探头频率5～12MHz，患者取仰卧位。

超声所见：双侧颈总动脉内径对称，管壁增厚，厚1.3～1.8mm（图2-7-1，图2-7-2），双侧各段血流速度正常（图2-7-3，图2-7-4）。双侧颈动脉球部内径对称，管壁结构正常，血流速度正常。双侧颈内动脉内径对称，管壁结构正常，CDFI显示血流充盈好，各段流速正常。双侧颈外动脉血流方向、血流速度正常。双侧椎动脉内径对称，血流速度正常。

诊断：双侧颈总动脉管壁弥漫性显著增厚，不排除粥样硬化斑形成，建议排除免疫相关疾病。

二维及彩色多普勒、频谱多普勒图像：

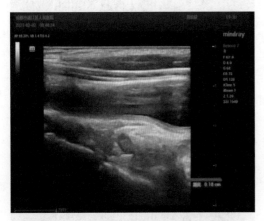

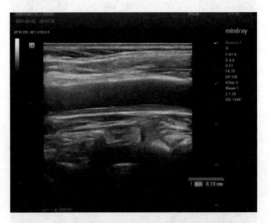

图2-7-1　右侧颈总动脉管壁弥漫性增厚　　　　图2-7-2　左侧颈总动脉管壁弥漫性增厚

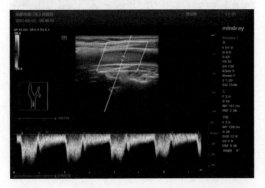

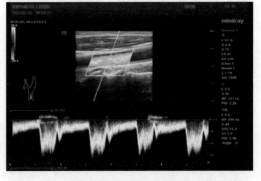

图2-7-3　右侧颈总动脉血流频谱无异常改变　　　图2-7-4　左侧颈总动脉血流频谱无异常改变

10个月后患者再次进行常规颈动脉彩超检查，上肢血压155/92mmHg，既往症状无明显改善。

第二次超声所见：双侧颈总动脉全程管壁弥漫性增厚（左侧最厚：1.7mm，右侧最厚：1.4mm）（图2-7-5），双侧各段血流速度正常（图2-7-6）。

双侧颈动脉球部内径对称，管壁结构正常（图2-7-7），血流速度正常。

双侧颈内动脉内径对称，管壁结构正常，CDFI显示血流充盈好，各段流速正常。

双侧锁骨下动脉管壁弥漫性增厚（图2-7-8）。

超声提示：双侧颈总动脉、锁骨下动脉管壁弥漫性增厚，符合大动脉炎性改变，建

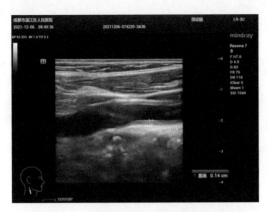

图2-7-5　右侧颈总动脉管壁弥漫性增厚

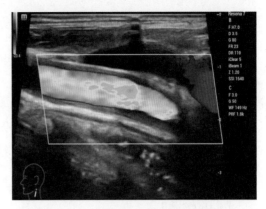

图2-7-6　左侧颈总动脉血流充盈良好

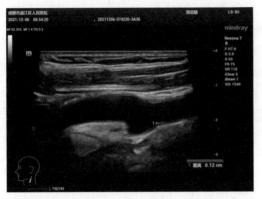

图2-7-7　左侧颈动脉球部，颈内动脉管壁正常

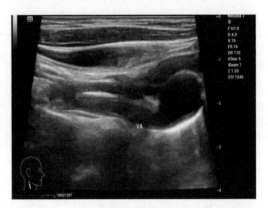

图2-7-8　右侧锁骨下动脉管壁弥漫性增厚

议结合临床行进一步检查。

二维及彩色多普勒图像：

诊断：随访患者在第二次体检后去上级医院就诊，诊断结果为大动脉炎（头臂动脉型：Ⅰ型）。

【小结】多发性大动脉炎是一种主要累及主动脉及其重要分支的慢性非特异性炎症，可导致节段性动脉管腔狭窄以致闭塞。临床上根据受累的动脉部位不同可分为四型：头臂动脉型（Ⅰ型），胸、腹主动脉型（Ⅱ型），肾动脉型（Ⅲ型），混合型（Ⅳ型）。其中，Ⅰ型多见，以锁骨下动脉及颈总动脉累及较多，颈内、颈外动脉及椎动脉一般很少累及，青年女性多见，多发生于30岁以下的年轻女性，病程进展缓慢，早期有低热、乏力、关节痛、肌痛等非特异性表现，持续数周或数月后，出现大动脉及其分支管腔狭窄或闭塞的特征性临床表现。

本病主要与以下疾病鉴别：

1.动脉粥样硬化　大动脉炎发病年龄较动脉粥样硬化早，并且大动脉炎多为女性。另外，大动脉炎也大多没有动脉粥样硬化相关的危险因素，如高脂血症、糖尿病、吸烟等。大动脉炎多为累及血管开口或近端的弥漫性向心性病变，病变处与非病变处分界清晰，无钙化，而粥样硬化则以钙化斑块为主。

2.肌纤维发育不良　该病常累及血管中段，肾动脉及颈内动脉常见，是非炎症性、非血管性血管病。大动脉炎的诊断还没有特异性血液检验项目，血沉是反映大动脉炎活动的一项重要指标，疾病活动时血沉增快，病情稳定后血沉恢复正常。该病例血沉不高，病变处于稳定期，本病约20%是自限性的，在发现时疾病已稳定，对该病患者如果没有合并症可以随访观察。

八、主动脉弓缩窄

【现病史】咳嗽2天，外院查体诉有杂音。主动脉瓣区未闻及明显杂音，心尖区似乎闻及杂音。

【超声检查】

心脏彩色多普勒超声检查：各房室内径正常；室间隔、左心室后壁厚度正常；室壁未见明显节段性运动异常；肺动脉内径正常；主动脉弓内径约13.4mm，主动脉弓狭窄处内径约5mm，无名动脉内径约4.2mm，左侧颈总动脉起始部内径约5.5mm（图2-8-1），左侧锁骨下动脉内径4.4mm（图2-8-2）。各瓣膜形态、结构未见明显异常；房间隔、室间隔回声完整；心包区未探及低回声及其他异常回声。

多普勒及CDFI：主动脉弓处前向血流呈花色血流，最高流速4.0m/s，压差66mmHg（图2-8-3，图2-8-4）。收缩期三尖瓣上探及少量反流，余瓣膜区未探及异常血流频谱。

【诊断】主动脉弓缩窄。

【小结】主动脉弓缩窄是指在降主动脉上段邻近动脉导管处或主动脉弓等处出现先天性狭窄，缩窄范围可以较为局限，也可以是长段缩窄，最常见于左侧锁骨下动脉的远段。它占所有先天性心脏缺陷的7%，可能与染色体异常、母体糖尿病、二尖瓣狭窄、主动脉狭窄、特纳（Turner）综合征、颅内动脉瘤、室间隔缺损（VSD）、房间隔缺损（ASD）、陶-宾（Taussig-Bing）异常和主动脉发育不全有关。

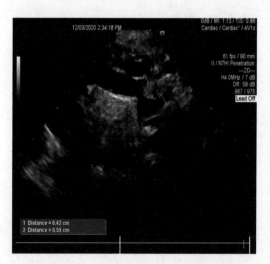

图2-8-1　无名动脉与左侧颈总动脉内径

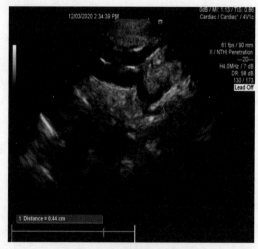

图2-8-2　左侧锁骨下动脉内径

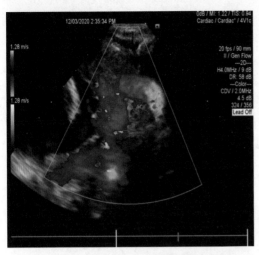
图2-8-3 主动脉弓狭窄处彩色多普勒

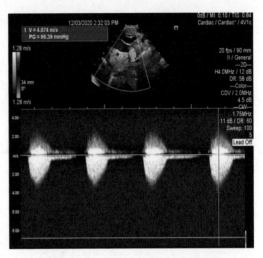
图2-8-4 主动脉弓缩窄处血流频谱

九、矫正型大动脉转位

患者：女性　年龄：55岁

【现病史】患者1天前开始无明显诱因出现发热，伴有头晕头痛，体温最高38.6℃，遂急诊就诊，予以口服布洛芬0.2g、肌内注射柴胡注射液后体温下降，今日仍有发热、头晕头痛、全身酸痛，晨起跌倒1次，无意识丧失，伴有胸闷、胸痛，恶心、呕吐，呕吐物为胃内容物，无血丝及咖啡样物质，腹泻，今日排大便4次，稀便，无明显咳嗽、咳痰，无畏寒，复至急诊就诊，予以布洛芬0.2g口服后以"头晕待诊冠心病？"收入院治疗。发病以来患者神志清，精神差，纳眠差，小便正常，体重未见明显变化。

【既往史】既往血压偏低；5年前行阑尾切除手术。否认高血压、糖尿病、心脏病等慢性病史；否认肝炎、结核、伤寒、疟疾、痢疾等传染病史；预防接种史不详；否认外伤史；否认输血史；否认食物及药物过敏史；无新冠肺炎流行病学史。

【超声检查】

心脏彩色多普勒超声检查。

1.心脏探及四个心腔：腔静脉连接右心房，右心房与解剖左心室功能右心室连接，连接肺动脉；肺静脉连接左心房，左心房与解剖右心室功能左心室连接，连接主动脉；左心房内径偏大（图2-9-1）。

2.解剖右心室功能左心室心尖部室壁增厚，室间隔及后壁厚度正常，室壁未见明显节段性运动异常。

3.主动脉弓位于右位，降主动脉位于左侧，主动脉内径略增宽，主动脉弓部宽约23mm，降部宽约20mm（图2-9-2，图2-9-3），无名动脉起始段走行纤曲；肺动脉内径略增宽，左肺动脉内径约17mm，右肺动脉内径约16mm（图2-9-4～图2-9-6）；下腔静脉内径正常，呼气末宽约14.8mm，吸气末宽约6.8mm，中心静脉压未见明显异常。

4.多普勒及CDFI：收缩期二尖瓣瓣上可探及少-中量反流信号，收缩期三尖瓣瓣上可探及微量反流信号；未见房室水平及大动脉水平分流；降主动脉血流速度1.2m/s。

组织多普勒检查如下。

三尖瓣瓣环 V_e: 0.10m/s，V_a: 0.16m/s，S峰：0.15m/s。

间隔瓣环 V_e: 0.11m/s，V_a: 0.09m/s，S峰：0.14m/s。

二尖瓣瓣环 V_e: 0.09m/s，V_a: 0.10m/s，S峰：0.09m/s。

超声诊断：先天性心脏病：矫正型大动脉转位。

1.解剖右心室功能左室肥大；二尖瓣关闭不全。

2.左、右心室收缩功能正常，舒张功能减低。

3.主动脉、肺动脉轻度扩张。

4.右位主动脉弓，右弓左降。

5.中心静脉压正常。

【小结】先天性矫正型大动脉转位（CCTGA）较为少见，约占先天性心脏病的

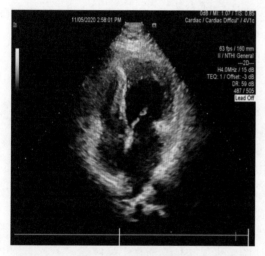

图2-9-1　四腔心切面

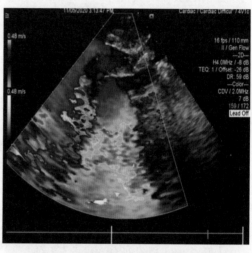

图2-9-2　彩色多普勒主动脉弓长轴切面

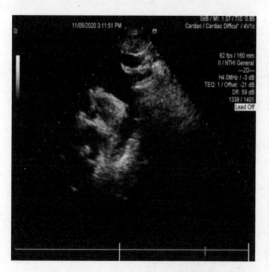

图2-9-3　二维主动脉弓长轴切面

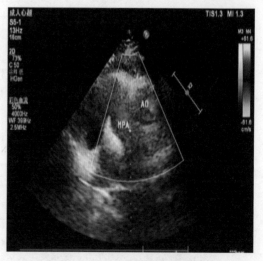

图2-9-4　大动脉短轴切面彩色多普勒

AO.升主动脉；MPA.主肺动脉

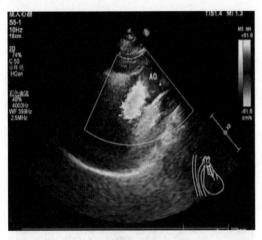

图 2-9-5 左心室长轴非标准切面主动脉长轴
AO. 升主动脉

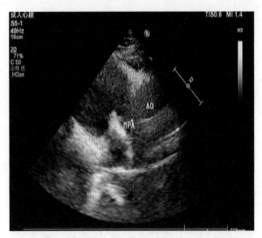

图 2-9-6 大动脉短轴切面
AO. 升主动脉；MPA. 主肺动脉

0.5%。CCTGA 是指心室与大动脉及心房连接不一致，即解剖左心室（LV）与肺动脉相连，同时经二尖瓣与解剖右心房连接；解剖右心室（RV）与主动脉相连，并经三尖瓣与解剖左心房连接；解剖右心室支持体循环，解剖左心室承担肺循环。因此，CCTGA 是双重不一致，这种双重转位导致血液循环的生理性纠正。

十、左冠状动脉肺动脉瘘

患者：男性　年龄：30岁

【既往史】【一般情况】均无特殊。

【超声检查】心脏彩超多普勒所见如下。

1. 各房室内径正常。

2. 左心室后壁厚度正常；左心室心尖下壁探及较多窦隙状结构（图 2-10-1），室壁未见明显节段性运动异常。

3. 主动脉、肺动脉内径正常；左冠状动脉主干、前降支、回旋支增宽（图 2-10-2），内径分别约 7mm、8mm、8mm；右冠状动脉内径约 4mm（图 2-10-3）。

4. 多普勒及 CDFI：肺动脉内可见一异常蓝色血流信号（图 2-10-4）；各瓣膜区未探及异常血流频谱。

超声诊断：左冠状动脉肺动脉瘘；左心室尖下壁心肌致密化不全。

【小结】冠状动脉瘘（CAF）是冠状动脉主干或其分支与一个心腔或其他血管之间存在的异常通道，为冠状动脉异常中发病率较高的一种。冠状动脉瘘血管以右冠脉最多见，约为 56%，左冠脉次之，约为 36%，双冠状动脉瘘少见，约为 5%[1]。多为先天性，因胎儿心血管系统发育过程中，心肌窦状间隙未退化导致；获得性较罕见，常因外伤、手术、心肌活检、感染性心内膜炎、冠状动脉介入治疗等引起。冠状动脉瘘可发自冠状动脉主干或其分支，受累冠状动脉多纤曲、扩张，部分冠状动脉内径可在正常范围，其变化程度与瘘口大小及分流量多少成正比。

常见超声表现：冠状动脉扩张，瘘入腔室 CDFI 呈现管状五彩镶嵌分流信号；左

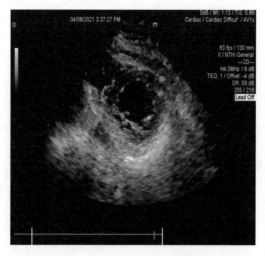

图2-10-1　左心室短轴切面

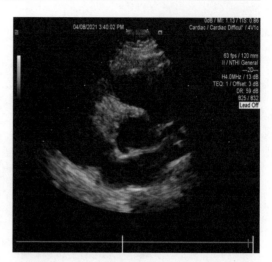

图2-10-2　大动脉短轴二维超声显示左冠状动脉

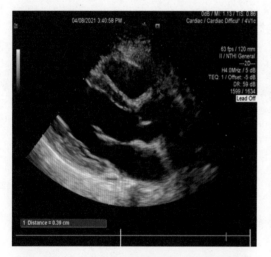

图2-10-3　左心室长轴切面显示右冠状动脉

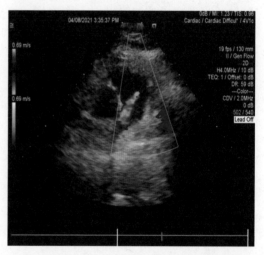

图2-10-4　大动脉短轴彩色多普勒

心室瘘呈舒张期湍流频谱，右心房、右心室、肺动脉、冠状窦瘘呈双期连续性湍流频谱[2]；瘘口所在心腔或血管内径增大并显示容量负荷增加的表现。超声扫查过程中应注意观察瘘的起源、走行、瘘口形态和血流、瘘口注入腔室或血管形态以及有无合并其他畸形；应不断改变探头角度和方向，注意速度标尺和彩色增益的调节；观察肺动脉时，应注意肺动脉外侧壁有无异常血流信号；测量肺动脉内频谱时，注意从位置和时相上与其他疾病相鉴别，如生理性肺动脉瓣反流（瓣环水平的单纯舒张期正向频谱）、动脉导管未闭（双期连续、收缩期为主的正向频谱）、主-肺动脉窗（双期连续、收缩期为主的正/负向频谱）等[3]。

　　本病例因瘘口分流量较小，没有引起明显的血流动力学改变，从而心内结构及冠状动脉主干内径均无异常，故易导致超声的漏诊[3]。只因彩色多普勒发现异常血流束，追踪冠脉才发现异常。在临床上很多疾病虽然未引起明显的临床症状和心脏结构及功能的改变，检查过程中我们仍应注意多切面、多角度扫查，结合多普勒技术，注意不同部位扫查时相应的参数调节，以增加疾病的检出率。

十一、动脉导管未闭（管型）

患儿：男性　年龄：8岁

【现病史】入院1个月前，患儿无明显诱因出现入睡前胸闷、咳嗽，夜间尤为明显，咳嗽持续时间长达半小时，无痰液咳出，无胸痛、咯血，无声嘶及犬吠样咳嗽，无持续性痉咳及鸡鸣样回声，无潮热、盗汗及进行性消瘦，无呼吸困难及发绀，无发热、寒战，无头痛、呕吐及抽搐，无尿频、尿急，无腹痛、腹泻等。患儿在院外口服药物治疗（具体不详），效果欠佳。

【既往史】4岁前感冒后曾在妇女儿童中心医院诊断为"哮喘"，行吸入性药物治疗半年后停药；否认肝炎、结核、伤寒、疟疾、痢疾等传染病史；预防接种史不详；否认手术外伤史；否认输血史；否认食物及药物过敏史。否认新冠流行病学史。

【一般情况】无特殊。

【超声检查】心脏彩超多普勒所见如下。

1.各房室内径正常。

2.室间隔、左心室后壁厚度正常；室壁未见明显节段性运动异常。

3.主动脉、肺动脉内径正常；左肺动脉与降主动脉之间探及宽约5.7mm、长约7.0mm的管状结构（图2-11-1～图2-11-3）。

4.各瓣膜形态、结构未见明显异常。

5.房间隔、室间隔回声完整。

6.心包区未探及低回声及其他异常回声。

多普勒及CDFI：收缩期三尖瓣上探及微量反流，余瓣膜区未探及异常血流频谱。左肺动脉与降主动脉之间探及左向右分流（图2-11-4～图2-11-6），S：3.8m/s。

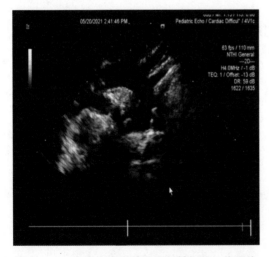

图2-11-1　胸骨上窝主动脉弓长轴切面二维图像

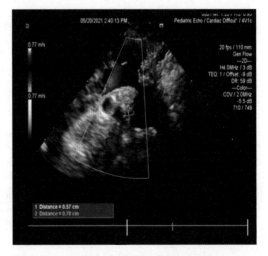

图2-11-2　胸骨上窝主动脉弓长轴切面显示PDA

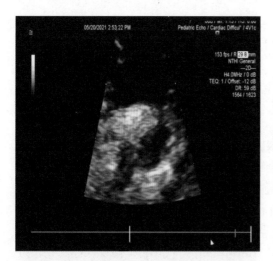

图2-11-3　心底短轴切面显示PDA管状结构

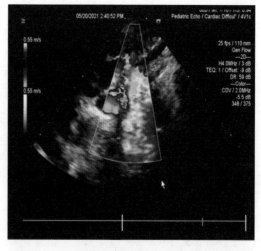

图2-11-4　胸骨上窝主动脉弓长轴切面CDFI

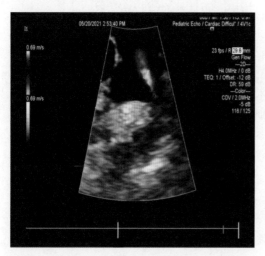

图2-11-5　心底短轴切面显示PDA分流

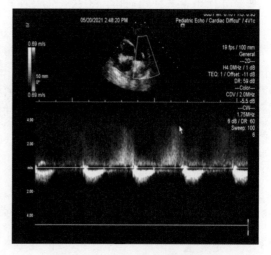

图2-11-6　PDA连续性分流信号

超声诊断：动脉导管未闭（管型），双期左向右分流。

【小结】动脉导管未闭（PDA）是较常见的一种先心病，其发病率仅低于房间隔缺损。胎儿时期的动脉导管在出生后一年仍为闭锁，称为动脉导管未闭。

根据动脉导管的形态分为五型。①管型：最常见，主动脉端至肺动脉端管径均匀一致。②漏斗型：主动脉端导管的内径大于肺动脉端，形似漏斗。③窗型：少见，导管短而宽。④瘤型：少见。⑤哑铃型：较少见。

动脉导管未闭引起的血流动力学变化主要取决于PDA的大小及大动脉间的压差。PDA血流动力学改变：左向右分流—肺循环血容量增加—左心容量负荷增加—左心扩大、左心室肥厚—动力性肺动脉高压—肺动脉内径增宽、右室壁增厚—肺动脉压继续升高—右心扩大、左心缩小—梗阻型肺动脉高压—右向左分流（差异性发绀）—艾森门格综合征[4]。

超声扫查PDA常用切面：左心室长轴切面、心底大动脉短轴切面、左高位胸骨旁矢状切面、胸骨上窝动脉导管切面。超声的直接征象：肺动脉与弓降部之间异常通道；CDFI，肺动脉内连续性分流信号；频谱形态呈双期、连续性、锯齿状、高速频谱。间接征象：左心扩大、左心室壁运动增强；肺动脉高压，表现为肺动脉增宽，三尖瓣、肺动脉瓣反流速度增快，右心增大，右心室壁增厚。

　　PDA不难诊断，但应与主肺动脉窗、冠状动脉肺动脉瘘相鉴别。在检查时应注意多切面扫查，找到未闭导管位置，结合彩色多普勒，且一定要观察胸骨上窝主动脉弓长轴切面，查看有无主动脉弓离断、缩窄，以防漏诊。

十二、室间隔残余漏

　　患者：男性　年龄：25岁

　　【现病史】室间隔修补术后8年随访。

　　【既往史】室间隔修补术后8年。

　　【一般情况】无特殊。

　　【超声检查】

　　心脏彩超多普勒所见：室间隔膜周部探及补片回声，补片处可见漂浮，该处探及左向右分流束（图2-12-1，图2-12-2）。

　　超声诊断：室间隔补片漏。

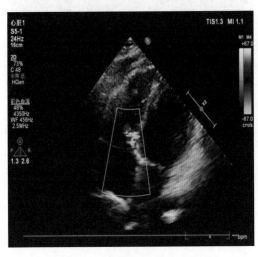
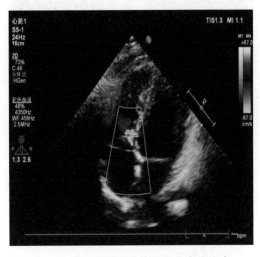

图2-12-1　室间隔左向右分流束　　　　图2-12-2　室间隔补片及左向右分流束

　　【小结】室间隔残余漏是室间隔缺损（室缺）修补手术的常见并发症[5]。由于补片旁漏所致的缺损较小，有些患者在常规切面下，不易发现明显的回声中段，室间隔补片漏时通常在非常规切面下扫查，使其补片两端的强回声显示清晰，观察补片旁是否有回声中断，应用彩色多普勒观察补片两侧是否有过隔血流，再应用频谱多普勒连续波（CW）或脉冲波（PW）加以印证。超声检查不仅对VSD术前能明确诊断，对先天性心脏病术后VSD补片漏亦是最佳的无创性检查方法。

　　当室间隔残余漏分流量较小而无症状时，可观察暂不予手术，当残余漏分流量较大时，患者常有呼吸困难，严重者有心力衰竭表现，一般在术后1～3周施行二次手术[6]。近年来，随着心脏介入治疗飞速发展，经皮心导管封堵术治疗室缺残余漏取得满意疗效，是治疗室缺残余漏小分流的新技术，不存在二次开胸，无心肌再灌注损伤，手术后患者恢复快，有良好的应用前景[7]。

十三、心包囊肿

患者：女性　年龄：41岁

【现病史】健康体检。

【既往史】【一般情况】均无特殊。

【超声检查】

心脏彩超多普勒所见：

1.各房室结构正常。

2.房间隔、室间隔回声完整。

心包区（心尖部尖下部外侧）探及一片约21mm×16mm的囊性结节（图2-13-1），大致呈椭圆形，向外凸起。CDFI：未见明显血流信号（图2-13-2）。

超声诊断：心包囊肿。

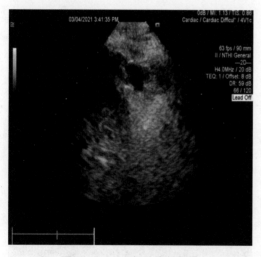

图2-13-1　心包处囊性结节

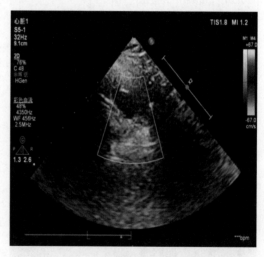

图2-13-2　心包囊性结节处彩色多普勒

【小结】心包囊肿比较少见，占纵隔肿块的5%～8%。心包囊肿大多数位于右侧心膈角，少数位于左侧心膈角，极少数靠近上纵隔、肺门、左侧心缘等部位，甚至扩至上纵隔达主动脉弓或上腔静脉水平[8]。心包囊肿可发生在纵隔邻近心脏的任何部位，多位于右侧。超声表现为：心包腔内圆形或不规则无回声区，囊壁菲薄，内透声好，单房或多房，大小不一，与心腔不相通，CDFI其内无血流信号。心包囊肿较小时多无症状，如囊肿较大、占据大部分心包腔时，可出现心脏压塞的症状和体征。心包囊肿的鉴别诊断：心包包裹性积液、心室憩室、纵隔囊肿（如支气管囊肿、胸腺囊肿等）及罕见的心耳瘤等。

心包囊肿属良性占位性病变，有症状者可行手术切除或超声引导下抽吸治疗，但不能进行硬化治疗，以免引起心包粘连。

十四、人工动静脉瘘血栓

【现病史】 维持性血液透析约2年，内瘘失功半天。

【既往史】 慢性肾衰竭、慢性肾脏病贫血、肾性高血压、血液透析状态、继发性甲状旁腺功能亢进、肾性骨病。

【超声检查】

左上肢静脉：

左上肢人工血管造瘘术后，头静脉-桡动脉间探及瘘口回声，瘘口处宽约2.5mm，瘘口处血流信号充盈可，V_{max}：80cm/s（图2-14-1，图2-14-2）。

左侧头静脉走行纡曲（图2-14-3），管径粗细不均，最窄处管径约2.9mm（该处距离瘘口约20.0mm），该处及远段头静脉管腔内探及条状低回声（图2-14-4，图2-14-5），范围约16.9mm×4.2mm，此处近心段头静脉管腔内探及云雾状回声（图2-14-6）。

左侧肘窝上5～10cm处肱动脉血流量134～150ml/min（图2-14-7，图2-14-8），肱动脉、桡动脉管腔通畅，管壁未见明显异常回声。

诊断：左上肢人工血管造瘘术后，头静脉前壁段血栓形成伴头静脉血流淤滞，左侧肱动脉血流量减低。

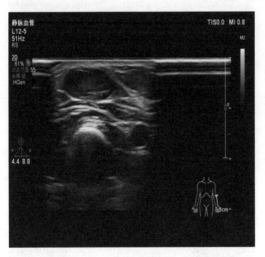

图2-14-1　左侧头静脉与桡动脉

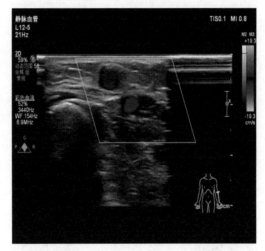

图2-14-2　左侧头静脉与桡动脉彩色多普勒

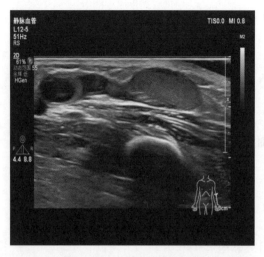

图2-14-3　左侧头静脉纡曲

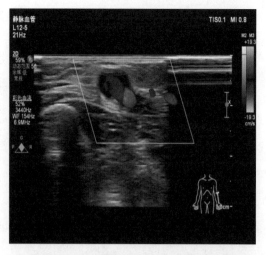

图2-14-4　左侧头静脉血栓彩色多普勒

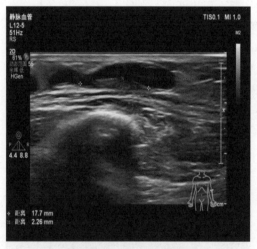

图2-14-5　左侧头静脉血栓

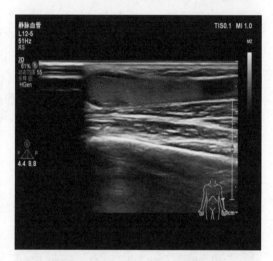

图2-14-6　左侧头静脉血流淤滞

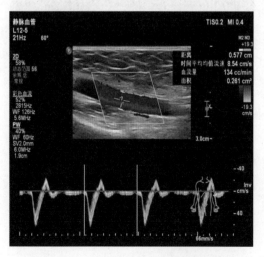

图2-14-7　左侧肱动脉血流量134ml/min

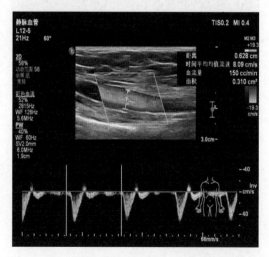

图2-14-8　左侧肱动脉血流量第2次测量150ml/min

【小结】90%的人工血管AVG失功合并有狭窄的病理基础，是多因素作用的结果：如损伤导致内皮失功，进而导致平滑肌增生；移植物与自体血管弹性不匹配；血流切应力及涡流因素；尿毒症内皮细胞失功；平滑肌细胞、肌成纤维细胞、细胞外基质、新生微血管内膜增生等。另外10%的AVG失功也有多种不同的原因，如人工血管的反复穿刺损伤、血肿/假性动脉瘤形成、感染、血液高凝状态、低血压状态等。

（李 蔚 赵津艺 刘 婷 朱文玲 王 灏

龙洁莹 杨 梅 张文军 谭 静 周 秘 谭雪艳）

参考文献

［1］侯旭敏，仇兴标，方唯一. 冠状动脉瘘的临床分析［J］. 中国心血管病研究杂志，2007，5：244-246.

［2］左松，杨成业，杨红骏，等. 冠状动脉瘘的超声诊断与临床对照分析［J］. 中华超声影像学杂志，2002，11（3）：151-153.

［3］孙琳，李治安，杨娅，等. 肺动脉瘘的超声心动图特征及临床分析［J］. 心肺血管病杂志，2009，28（4）：240-243.

［4］耿斌，张桂珍. 临床儿童及胎儿超声心动图学［M］. 天津：天津科技翻译出版公司.

［5］Kirklin J W. Residual shunting//Kirklin J W，Barratt-Boyes B G，Cardiac Surgery［M］. 2nd ed. New York：John Wiley & Sons，1993：797-800.

［6］李军，张军，薛洁，等. 超声心动图在外科修补术后室间隔残余漏介入封堵治疗中的应用［J］. 中国医学影像技术，2008，24（4）：588-590.

［7］高文根，汪曾炜，张仁福，等. 室间隔缺损修补术后残余漏的外科治疗［J］. 中华外科杂志，2004，42（8）：462-464.

［8］Unverferth D V，Wooley C F. The differential diagnosis of paracardiac lesions：pericardial cysts［J］. Cathet Cardiovasc Diagn，1979，5：31-40.

第三章

妇产儿科超声病例及解析

　　妇女儿童健康是推进健康中国、提高出生人口素质的前提和基础。妇产超声检查在保护女性健康和胎儿健康领域，一直发挥着极其重要的作用，是妇产医学临床诊断中不可或缺的检查手段。

　　随着我国生育政策的全面放开，应用超声技术改善产科和妇科疾病的诊断水平，能有效预防出生缺陷，提高广大女性的健康水平。

　　产前超声的表现和线索是诊断遗传学疾病的重要内容。随着超声技术的发展和诊疗水平的提高，大多数的胎儿异常已经能在产前发现，有助于更加精准地定位疾病，同时促进了遗传学的发展和进步，使得产前诊断更多疾病及产前识别更多的遗传综合征表现成为可能。

　　在妇产儿科超声这一章，我们收集了以下妇产儿科方面的多种类型的疾病：卵泡膜细胞瘤、囊腺瘤、宫颈肌瘤伴变性、输卵管扭转、慢性输卵管炎、腹股沟卵巢疝、卵巢无性细胞瘤、双侧附件占位、附件畸胎瘤、剖宫产切口瘢痕妊娠、宫角妊娠、卵巢子宫内膜异位囊肿并单角子宫、宫内孕合并宫外孕、胎盘植入、卵巢妊娠、输卵管间质部妊娠、血管前置、新生儿呼吸窘迫综合征肺超声、室管膜下囊肿、肛门闭锁。

一、卵泡膜细胞瘤

患者：女性　年龄：52岁

【现病史】绝经4年，绝经后无阴道出血。5天前出现尿痛、血尿，偶有下腹隐痛，于1天前来就诊。

【既往史】无特殊。

【超声检查】腔内彩超（经阴道）。

子宫：子宫呈前位，前后径约2.8cm，长径约3.9cm，横径约4.5cm，实质回声稍欠均匀，未见确切团块回声，宫内膜厚约0.2cm（双层），宫腔未见分离及异常回声，CDFI未探及明显异常血流信号。

附件：双侧卵巢未显示，左侧附件区探及大小约4.5cm×2.9cm的实性低回声团，边界清，形态规则，内部回声欠均匀（图3-1-1），CDFI未见明显血流信号（图3-1-2）；另左侧附件区探及大小约2.8cm×2.2cm的囊性结节，囊壁薄，囊液清亮；右侧附件区未见确切团块回声，CDFI未探及明显异常血流信号。

盆腔：盆腔内探及最大径约1.8cm的液性暗区。

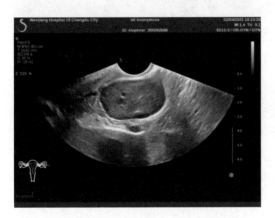 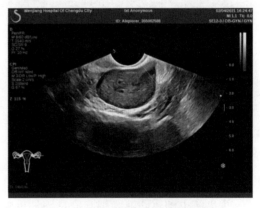

图3-1-1　左侧附件区实性团块　　　　图3-1-2　左侧附件区实性团块血流

超声提示：

1.绝经后子宫。

2.左侧附件区实性占位：性质？

3.左侧附件区囊性结节：考虑非赘生性囊肿。

4.盆腔少量积液。

【其他影像学检查】

MRI盆腔平扫＋增强：子宫前位，大小、形态正常，宫内膜厚度正常，宫腔无扩张，矢状位T_2WI示子宫三层结构信号正常，宫颈形态正常，在T_2WI上基质低信号环完整；左侧附件区见一大小约4.6cm×3.6cm×3.7cm肿块影（图3-1-3），以等T_1稍长T_2信号为主，病灶内见斑片状、点状长T_2信号影，弥散可见明显受限，病灶后方另见一直径约2.8cm囊性结构紧贴（图3-1-4），增强扫描上述病灶实性部分明显不均匀强化，囊性部分未见强化；宫颈膀胱间隙及宫颈直肠间隙脂肪组织信号未见异常，宫旁血管丰富；直肠及膀胱壁信号未见异常，直肠周围脂肪组织信号未见异常；盆腔未见明显肿大淋巴结；盆腔少量积液。

诊断：

1.左侧附件区实性肿块，目前考虑肿瘤性病变，输卵管来源？卵巢来源？其他？建议结合其他检查。

2.盆腔少量积液。

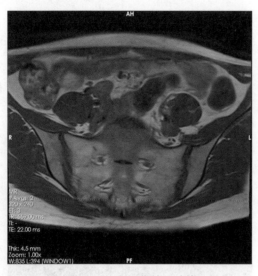
图3-1-3　左侧附件区肿块

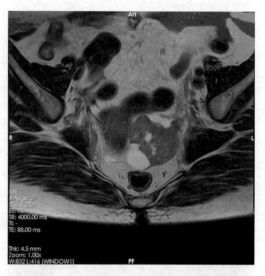
图3-1-4　左侧附件区肿块及病灶后方囊性结构

【术中所见】术中见盆腔淡黄色积液约100ml，肠管与子宫后壁及盆侧壁粘连，子宫萎缩，左侧卵巢增大，卵巢上见一大小5cm×4cm淡黄色囊实性包块，表面光滑，双侧输卵管及右侧卵巢外观未见明显异常。

【病理检查】"左侧输卵管卵巢"：纤维－卵泡膜细胞瘤。

【小结】卵巢卵泡膜细胞瘤是一种少见的良性肿瘤，具有内分泌功能，占全部卵巢肿瘤的0.5%～1%[1]。卵泡膜细胞瘤为卵巢性索间质肿瘤中的一种，起源于卵巢间质的特殊间胚叶组织，向卵泡膜细胞分化，当与颗粒细胞共存时，称为颗粒－卵泡膜细胞瘤，合并纤维细胞时称为纤维－卵泡膜细胞瘤，均具有内分泌功能，预后良好[2]。好发于中老年人，青春期罕见。多数具有雌激素增多的相应临床表现，常有阴道不规则出血、月经过多、闭经及绝经后出血症状，常合并内膜增生，甚至内膜癌。

超声表现：卵泡膜细胞瘤声像图表现多无特异性，肿瘤为圆形，轮廓清晰，表面光滑，内多呈均匀或非均匀的低回声，后方回声可轻度增强。实质性肿瘤可发生钙化灶，较大的肿瘤可发生出血、坏死及囊性变。卵泡膜细胞瘤表现为囊实性，肿物者相对较少[3]。

【鉴别诊断】

1.当卵泡膜细胞瘤与子宫贴近时，易被误诊为子宫浆膜下或阔韧带肌瘤，超声鉴别要点在于卵泡膜细胞瘤的肿块与子宫无连续的浆膜回声，加压或推动肿块时与子宫分离，浆膜下肌瘤是子宫肌瘤向宫外生长仅有细蒂与子宫相连，肌瘤本身又具有完整包膜，边界清晰，其后方也可有回声衰减，同时注意子宫的位置是否随包块的移动而移动来鉴别其来源。

2.部分纤维-卵泡膜细胞瘤超声表现与卵巢纤维瘤相似，卵巢纤维瘤也是性索间质来源的肿瘤声像图上二者的表现可极相似不易区别，但纤维瘤的发生率远低于卵泡膜细胞瘤，故临床工作中遇到此类肿瘤还应首先考虑后者。

3.卵泡膜细胞瘤出现出血坏死时，超声可呈囊实混合性或囊性改变，易误诊为卵巢恶性肿瘤，尤其是在伴有腹水和CA125升高时，但卵泡膜细胞瘤囊壁无乳头状物，同时无丰富血流信号，卵巢癌的盆腔包块常是不规则形、无包膜、内部血流丰富，这一点与卵泡膜细胞瘤有很大不同[4]。

综上所述，实性的卵泡膜细胞瘤具有一定特异性，但当卵泡膜细胞瘤合并出血、囊性变和钙化时，术前诊断困难。需结合临床表现，综合分析肿瘤内部血流特征、CA125、腹水等，有助于卵泡膜细胞瘤的准确诊断。

二、囊　腺　瘤

患者：女性　年龄：24岁

【现病史】患者既往月经周期及经期正常，经量偏少，有痛经，偶尔需服用镇痛药。2个月前患者出现痛经明显加重，无月经周期及经期改变，外院彩超提示附件囊肿，大小不详，建议月经干净后复查。10天前患者出现月经推迟，且腹痛难忍，于门诊就诊。

【既往史】3岁时因"班车车祸"行阴道手术（具体不详）。高中时因"黄体破裂"行住院保守治疗（具体不详）；余无特殊。

【一般情况】无特殊。

【超声检查】

超声所见：双侧卵巢显示；左侧附件区探及大小约4.5cm×2.7cm×3.1cm囊性团块（图3-2-1），内透声不清亮，见密集细弱光点，囊壁局部增厚不光滑，局部可见不规则稍强回声凸起（图3-2-2），CDFI囊壁见点状血流信号（图3-2-3）；右侧附件区未见确切团块回声。

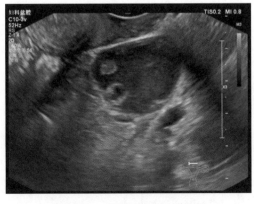

图3-2-1　左侧附件区囊性占位

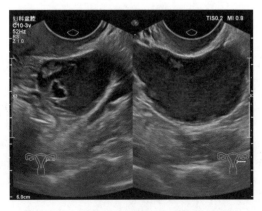

图3-2-2　左侧附件区囊性占位短轴与长轴

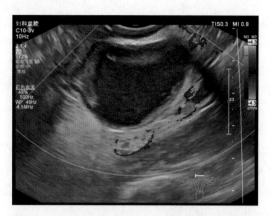

图3-2-3 左侧附件区囊性占位未见明显血流信号

超声提示：左侧附件区囊性占位：囊腺瘤？巧克力囊肿？或其他。

盆腔平扫＋增强＋三维重建：左侧附件区见一类圆形稍高密度影，大小约4.5cm×3.6cm，边界较清楚，增强扫描未见明显强化（图3-2-4～图3-2-7）；双侧附件见小类圆形低密度影，大者直径约1.5cm，未见确切强化。膀胱及子宫未见明显异常。盆腔未见积液。盆腔未见肿大淋巴结。

CT提示：左侧附件区稍高密度灶，巧克力囊肿可能，建议结合MRI检查；双侧附件区低密度影，卵泡或囊肿。

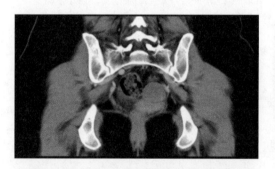

图3-2-4 CT冠状面：增强未见明显强化

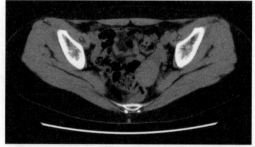

图3-2-5 CT横断面：增强未见明显强化（1）

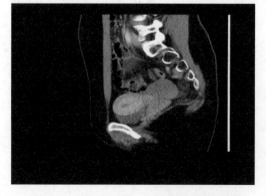

图3-2-6 CT矢状面：增强未见明显强化

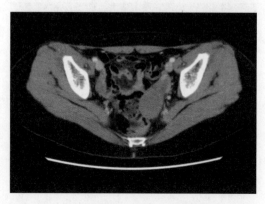

图3-2-7 CT横断面：增强未见明显强化（2）

【术中所见】术中见：盆腔未见明显积液，子宫平位，常大，乙状结肠与盆侧壁粘连，左侧卵巢增大约5cm，与盆侧壁粘连，表面见两处紫蓝色结节，右侧卵巢稍大，可见数个小卵泡，右侧输卵管系膜见大小约0.8cm囊肿，双侧输卵管外观未见明显异常；超声刀分离粘连，于右卵巢囊肿表面无血管区剪开，剥除囊肿，囊液呈巧克力样液体，囊内壁多处乳头状突起，立即放置标本带中予以完整剥除。

【病理检查】"左侧卵巢囊肿囊壁"：浆-黏液交界性囊腺瘤。

【小结】

1.浆液性囊腺瘤　肿瘤多为单侧，表面光滑，囊性，壁薄，充满淡黄色清澈液体。浆液性囊腺癌：卵巢恶性肿瘤中最常见者，占40%～50%，多为双侧，半实质性，多房，腔内充满乳头、质脆、出血，囊液浑浊。交界性浆液性囊腺瘤与浆液性囊腺癌的预后不同，5年存活率前者达90%以上，而后者仅在20%～30%。

2.黏液性囊腺瘤　占卵巢良性肿瘤的20%。多为单侧，体积较大或巨大。多房，充满胶冻样黏液，少有乳头生长，偶可自行穿破；黏液性囊腺癌占恶性肿瘤的10%，单侧多见，预后较浆液性囊腺癌好。

3.交界性浆液性囊腺瘤　超声特征介于浆液性囊腺瘤与浆液性囊腺癌之间，为囊性为主的包块，单房或多房，囊内液清，其特征为内壁上有乳头1个或多个，瘤体一般较大，彩色多普勒显示，肿瘤房隔，乳头等实性区域可探及血流信号，为低阻血流。

三、宫颈肌瘤伴变性

患者：女性　年龄：42岁

【现病史】1个月前院外彩超提示：盆腔囊实性占位。

【既往史】无特殊。

【超声检查】腔内彩超（经阴道）。

子宫：子宫呈前位，前后径约3.3cm，长径约4.7cm，横径约5.1cm，实质未见明显异常团块回声，宫内膜线居中，宫内膜厚约0.7cm（双层），宫腔未见分离及异常回声，CDFI未探及明显异常血流信号。宫颈处探及较大约0.8cm的囊性结节。宫颈右后方探及一大小约6.6cm×4.4cm混合性回声团（图3-3-1），边界较清，形态较规则，与宫颈右后唇分界不清，CDFI实性部分见点条状血流信号（图3-3-2）。

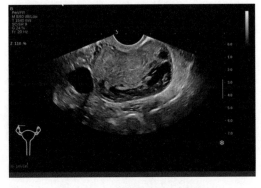
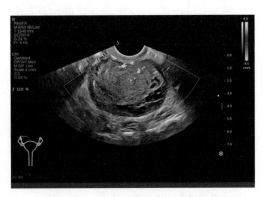

图3-3-1　宫颈处混合回声团　　　　　　图3-3-2　宫颈处混合回声团血流

　　附件：右侧附件区探及大小约2.5cm×2.2cm囊性结节，囊壁薄，囊液清亮，CDFI未探及明显异常血流信号。左侧卵巢显示，左侧附件区未见确切团块回声。

　　盆腔：未见确切液性暗区。

　　超声提示：

　　1.宫颈右后方混合性占位，性质？

　　2.右侧附件区囊性结节。

　　3.宫颈那氏囊肿。

　　【其他影像学检查】

　　MRI盆腔平扫+增强：盆腔内见一囊实性混杂信号肿块影（图3-3-3），最大截面大小约6.7cm×4.0cm，呈稍长T_1稍长T_2信号，内见不规则团块、条状等T_2信号影并与子宫颈右侧份肌层分界不清，弥散未见明显受限，增强扫描病灶内实性成分不均匀明显强化（图3-3-4）。宫颈见数个类圆形无强化小囊状影，较大者直径约1.2cm。子宫前壁上份似见一小结节影，增强强化尚均匀，直径约0.9cm。右侧附件区见一类圆形薄壁囊性长T_1长T_2信号影，直径约2.4cm，增强扫描囊壁均匀强化；弥散未见受限。盆腔微量积液。

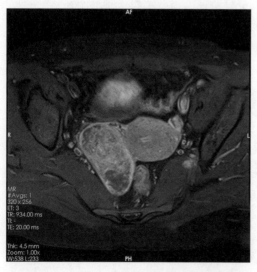
图3-3-3　盆腔内囊实性混杂信号肿块影

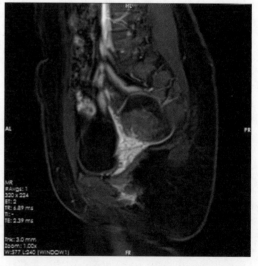
图3-3-4　盆腔内囊实性混杂信号肿块影

　　诊断：

　　1.盆腔内囊实性肿块影，考虑肿瘤性病变，宫颈来源可能，如肌瘤恶变？肉瘤？请结合相关检查。

　　2.子宫前壁小肌瘤；宫颈囊肿；右附件囊肿；盆腔微量积液。

　　【术中所见】术中见：盆腔未见积液，肠管与盆侧壁粘连，子宫饱满，表面光滑，宫颈右侧后方近凸向后腹膜处见一6cm×5cm肌瘤样包块，边界清楚，质地软，双侧输卵管、卵巢外观未见明显异常。

　　【病理检查】"盆腔包块"，符合为平滑肌瘤伴玻璃样变。

【小结】子宫平滑肌瘤是妇科常见的良性肿瘤，发生部位多在宫体，少数发生于宫颈，仅占2.2%[5]。由于宫颈肌瘤位于盆腔深部或长入后腹膜或阔韧带内，可充塞小盆腔致使子宫及韧带变形，周围脏器移位或压迫重要脏器及血管、神经等。子宫肌瘤失去其原有典型结构时称肌瘤变性。肌瘤变性为肌瘤循环障碍所致，肌瘤越大越容易发生。其中，玻璃样变较多见，囊性变继发于玻璃样变，肌细胞组织坏死、液化，此时肌瘤变软，很容易与卵巢囊肿相混淆[6]。宫颈肌瘤容易发生误诊的主要原因有：宫颈肌瘤较为少见；由于其生长方式的不同，可使周围正常器官的解剖关系发生变化；患者多无症状或症状不典型[7]。

四、输卵管扭转

患儿：女性　年龄：12岁

【现病史】入院前5天，患者无明显诱因突然出现腹部疼痛，呈持续性隐痛、胀痛，不伴恶心呕吐，不伴发热、畏寒，无心悸、乏力、出汗等，无腹泻，在当地医院给予输液对症处理（具体不详）后，腹痛有所缓解。1天前患者再次出现下腹部疼痛，伴有腹泻，无发热畏寒，无恶心呕吐等不适，未行正规处理，今日为求进一步治疗，遂来就诊，行腹部及妇科彩超后，门诊以"腹痛待诊，急性胃肠炎？阑尾炎？"收治入院。起病以来，精神可，大便、小便无明显异常。

【既往史】否认高血压、糖尿病、心脏病等慢性病史，否认肝炎、结核等传染病史；否认手术及外伤史，否认食物及药物过敏史，无输血史，预防接种按计划进行。

【一般情况】发育良好，营养正常，神志清楚，体位自动，痛苦貌，查体合作。

【超声检查】见图3-4-1～图3-4-12。

子宫：子宫呈前位，前后径约2.4cm，实质回声均匀，未见团块回声，宫内膜厚约0.6cm（双层），宫腔未见分离及异常回声（图3-4-4）。

附件：双侧附件区未见确切团块回声（图3-4-1，图3-4-3，图3-4-5）。

盆腔：子宫后方探及宽约1.6cm的液性暗区。

腹腔：膀胱前上方探及纤曲走行的管状结构（图3-4-2，图3-4-7，图3-4-9～图3-4-12），宽约1.8cm，左侧似呈盲端（图3-4-11），未见明显与肠腔相通，右侧明显纤曲反折走行，短轴呈"花瓣"状（图3-4-6，图3-4-8），管壁增厚，厚约2.0mm，其右下因位置

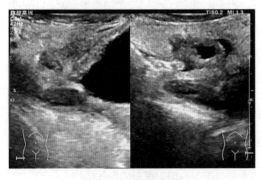

图3-4-1　双侧卵巢

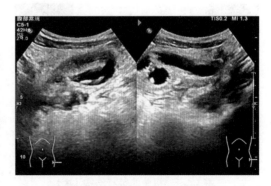

图3-4-2　左侧腹腔纤曲的管状结构

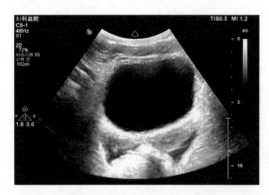

图3-4-3 右侧卵巢及子宫短轴

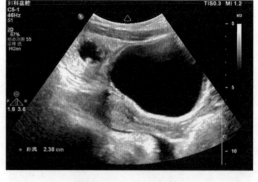

图3-4-4 子宫长轴

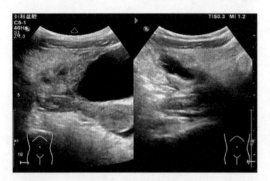

图3-4-5 双侧附件

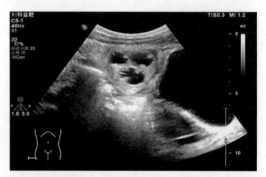

图3-4-6 右侧腹腔花瓣状结构

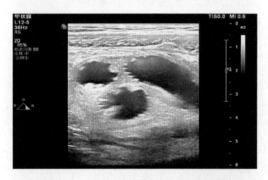

图3-4-7 扭曲的管状结构见指状突起

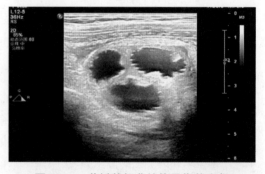

图3-4-8 花瓣状扭曲结构见指状突起

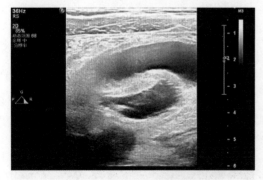

图3-4-9 扭曲的管状结构（1）

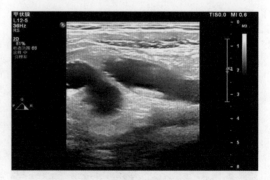

图3-4-10 扭曲的管状结构（2）

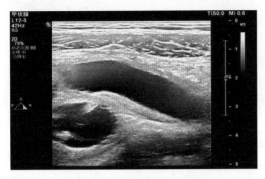

图3-4-11　管状结构左侧盲端

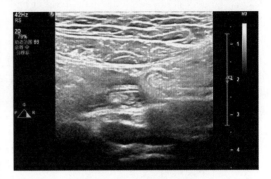

图3-4-12　扭曲的起始部

较深，盲端显示欠满意，未见明显与肠腔相通；该管状结构周边系膜增厚，回声增强。其右侧腹腔肠袢间探及宽约0.2cm的小片状液性暗区，右下腹回盲部探及厚约0.5cm的蚯蚓状肠管回声，管壁不厚。

诊断：

1.腹腔偏左侧管状液性暗区伴周围系膜水肿：肠重复畸形？局部扩张的肠管？或其他，建议进一步相关检查。

2.腹腔少量积液。

3.右下腹回盲部查见阑尾声像图。

4.盆腔积液。

【其他影像学检查】上、下腹部平扫＋增强＋三维重建：盆腔盘曲管状低密度影，管壁增厚，周围脂肪间隙混浊，盆腔内多量积液，性质待定，来源于附件？肠道？阑尾？肝周少量积液。

【术中所见】术中见暗红色液体500ml，右侧附件被大网膜包裹，与周围肠管广泛粘连，分离粘连后见阑尾与肠管无异常，右侧输卵管扭转坏死，考虑妇科疾病，请妇科医师上台手术。妇科医师上台后探查见：右侧输卵管自峡部到伞端扭转720°，呈黑褐色，内为积血，直径约3cm（图3-4-13）。子宫呈幼稚型，右侧卵巢及左侧附件探查未见异常，向患者家属告知术中情况，建议行右侧输卵管切除，其家属签字同意，遂行上述

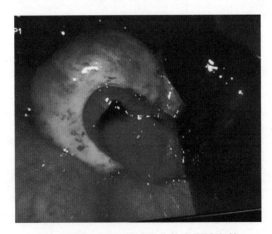

图3-4-13　术中增粗扭曲的右侧输卵管

手术。

【病理检查】"右输卵管"：输卵管管壁全层充血出血，部分坏死，炎细胞浸润。

【小结】该患者为12岁小女孩，经腹彩超检查，右侧卵巢显示非常清楚，子宫小，显示清楚，左侧附件可见，但显示不太满意，其右上方回声杂乱。该患者可做经直肠检查明确左附件情况，但患者拒绝放弃。右侧回盲部阑尾显示清楚，未见明显异常。

因患者个子娇小，右侧卵巢特别清楚，无相关病史提供，没有首先向输卵管疾病方向考虑，感觉该扭曲的管状结构很特别，左边游离是盲端，右侧呈花瓣状扭曲，所以向下无法满意显示，可以肯定的是与肠管未见相通。

后外科医师追问病史，患者提供外院1月余前曾诊断输卵管积液。回顾该病例，输卵管扭转声像图比较符合，管壁厚还有指状突起。右侧向左扭转，所以右侧卵巢反而清晰可见，左侧卵巢因前方组织多，网膜水肿遮挡显示反而欠佳。临床上单纯输卵管扭转也很少见，大多都是卵巢扭转，而且一般都存在不同性质的占位病变，所以该例小女孩单纯输卵管扭转少见。

五、慢性输卵管炎

患者：女性　年龄：46岁

【现病史】患者于10天前无明显诱因出现下腹痛，持续性，无放射，无恶心呕吐，无发热等不适就诊，彩超提示：①子宫稍大，回声改变；②宫内节育器下移；③左侧附件区低弱回声结节，黄体？其他？④左侧附件区无回声区，输卵管积液？口服头孢抗生素（具体不详），腹痛稍缓解，于昨日出现下腹痛加重，仍为持续性，无放射，无恶心呕吐、发热，无尿频、尿急、尿痛，无腰痛等不适，为进一步治疗，今日就诊，门诊检查后，建议住院治疗，故急诊以"盆腔炎，输卵管积水"收入院治疗。近期患者精神、睡眠可，二便无异常，体重无明显减轻。

【既往史】否认高血压、糖尿病、心脏病；否认肝炎、结核、伤寒、疟疾、痢疾等传染病史；预防接种史不详；否认手术外伤史；否认输血史；否认食物及药物过敏史；无新冠肺炎流行病学史。

【一般情况】正力型体型，营养中等，步入病房，自主体位，平静面容，神志清醒，查体合作。

【超声检查】左侧附件区探及大小约4.7cm×3.1cm囊性团块（图3-5-1，图3-5-2），呈管状纡曲走行，囊壁见指状凸起（图3-5-3，图3-5-4），左侧卵巢上探及大小约1.1cm×0.9cm卵泡回声（图3-5-5，图3-5-6）；右侧卵巢缩小，回声偏实（图3-5-1），右侧附件区未见确切团块回声，CDFI未探及明显异常血流信号。

诊断：左侧附件区囊性占位，多系左侧输卵管积液，或其他。

【其他影像学检查】

上、下腹部平扫＋增强＋三维重建：左侧附件区见纡曲管状液性密度影，增强扫描管壁明显强化；宫颈右侧份小圆形无强化低密度影；宫腔内节育器影；膀胱未见确切异常；盆腔内未见肿大淋巴结，未见明显积液。

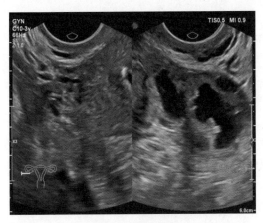

图 3-5-1 双侧附件

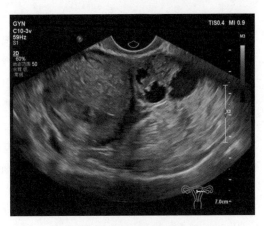

图 3-5-2 左侧附件区囊性团块

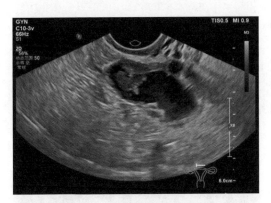

图 3-5-3 左侧输卵管积液（1）

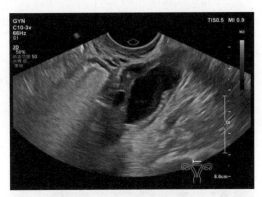

图 3-5-4 左侧输卵管积液（2）

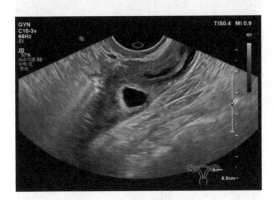

图 3-5-5 左侧卵巢及卵泡

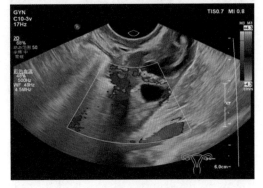

图 3-5-6 左侧卵泡未见血流信号

诊断：

1.左侧附件区所见，考虑为输卵管积液/积脓，其他待排，建议结合其他检查。

2.宫腔内节育器；宫颈右侧份纳氏囊肿可能大。

【术中所见】

1.腹腔镜见：盆腔未见明显积液，乙状结肠与盆侧壁粘连，超声刀分离粘连，见左侧输卵管增粗，扭曲，与左侧卵巢包裹粘连，右侧卵巢及右侧输卵管外观未见明显异常。

2.超声刀分离肠粘连，配合双极电凝沿左侧输卵管系膜切除至左侧宫角，完整切除左侧输卵管。

【病理检查】肉眼所见：输卵管一条，长7.5cm，管径0.3～1cm，未见确切伞端，系膜见囊泡2枚，最大直径0.5～0.8cm，壁薄液清。

"左侧输卵管"：慢性输卵管炎。

【小结】中年女性，腹痛，发现附件包块，能区分与卵巢的关系，基本可以推断来源于输卵管，根据解剖结构及临床症状推断为输卵管积液可能性大。

六、腹股沟卵巢疝

患儿：女性　年龄：3个月

【现病史】右侧腹股沟包块伴疼痛1小时。

【既往史】【一般情况】均无特殊。

【超声检查】右侧腹股沟区探及大小约 24mm×8mm×19mm不均质低回声包块，上端与腹腔相通，相通处宽约6mm。包块边界清晰，内部周边见数个类圆形无回声（图3-6-1），包块周围可见游离无回声，范围约13mm×8mm（图3-6-2），动态观察包块与肠管呈相对运动，无法还纳至腹腔（图3-6-3）。CDFI：上述低回声内见条状血流信号（图3-6-4）。

超声提示：右侧腹股沟卵巢疝伴积液。

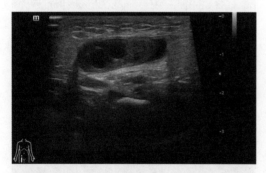

图3-6-1　包块内部周边见数个类圆形无回声

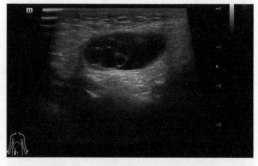

图3-6-2　包块周围可见游离无回声

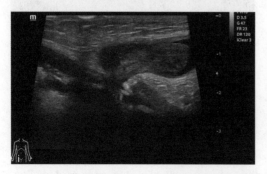

图3-6-3　动态观察包块与肠管呈相对运动，无法还纳至腹腔

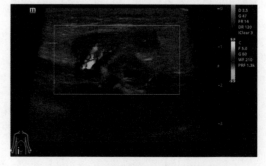

图3-6-4　低回声内见条状血流信号

【小结】婴幼儿腹股沟疝临床常见，以男性居多，主要系鞘状突未闭合所致。在女性胎儿，其鞘状突也称Nuck管，内有子宫圆韧带经此结构下降，类似男性的睾丸、精索。

通常Nuck管出生不久便闭合，且较狭窄，因此女性婴幼儿腹股沟疝发病率远低于男性。若Nuck管未闭合，卵巢进入其中，可形成腹股沟卵巢疝，其发生的原因主要包括：

1.婴儿卵巢位置高，且随子宫前倾，常可达腹前壁。

2.婴儿骨盆小，子宫附件接近内环口。由于女性婴幼儿腹股沟管狭小，且近乎垂直走行，再加上卵巢受母体激素刺激体积较大，一旦出现卵巢疝，易于发生嵌顿，且年龄越小概率越高，所以早诊断早期治疗非常重要。疝出的卵巢通常表现为腹股沟区与腹腔相通的椭圆形不均质低回声，包膜光整，内可见多个小的圆形或类圆形无回声，呈蜂窝状，为卵泡结构。CDFI有助于预后判断，如无血流信号，应考虑到卵巢缺血坏死可能（同时应注意检查设备的血流参数调节）。

七、卵巢无性细胞瘤

患儿：女性　年龄：6岁

【现病史】右下腹阵发性疼痛6天。

【既往史】【一般情况】均无特殊。

【超声检查】盆腔偏右侧探及大小约7.3cm×4.3cm×5.1cm低回声团，边界清楚，形态规则，大致呈椭圆形，内部回声较均匀，可见少许条状稍强回声，其后方回声稍增强（图3-7-1，图3-7-2）。CDFI：其内及周边可见条状血流信号。Adler分级：Ⅱ级（图3-7-3）。子宫受压，子宫与包块间隐约见子宫包膜分隔。下腹腔探及深约1.1cm无回声液性暗区（图3-7-4）。右侧卵巢显示不清。

超声提示：盆腔偏右侧占位性病变，考虑来源于右侧附件？建议进一步检查。盆腔少量积液。

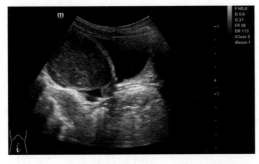

图3-7-1　包块大致呈椭圆形，内部回声较均匀

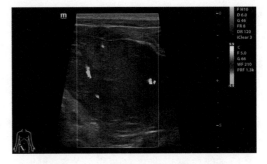

图3-7-2　包块内见少许条状稍强回声

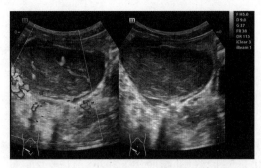

图3-7-3　包块内部及周边可见条状血流信号

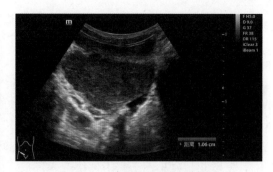

图3-7-4　下腹腔少量液性暗区

【术中所见】盆腔内有约20ml淡黄色液体，包块大小约7cm×5cm，包膜完整，质硬，呈鱼肉状，与右侧卵巢粘连。

【病理检查】右侧卵巢无性细胞瘤。

【小结】无性细胞瘤是一种较少见的中度恶性肿瘤，主要发病年龄为10～30岁，其中80%～90%为单侧性，且好发于右侧，少见于婴幼儿。

该病早期多无明显临床症状，后常以盆腔包块和腹痛为特征，多伴有血清乳酸脱氢酶（LDH）、β-人绒毛膜促性腺激素（β-HCG）、血清甲胎蛋白或碱性磷酸酶的升高。肿瘤可为圆形、肾形、椭圆形或分叶状，多为实性，表面光滑，包膜一般完整。肿瘤可与邻近结构分界欠清，有时可见血性腹水。其转移发生率为20%～66%，多通过直接种植及淋巴管转移，腹主动脉旁淋巴结及局部盆腔脏器为常见的转移部位，其次为大网膜及纵隔淋巴结、锁骨上淋巴结等。

超声诊断主要表现为边界清楚的实性或囊实性肿块，肿块形态呈圆形、类圆形或分叶状，边缘清晰，轮廓规则。肿块内呈不均质低回声或不均质中低混合回声，出血坏死和囊性变部分则表现为不规则的液性暗区，实性部分内可见条状稍强回声，团块内可见少许或丰富血流信号。

八、双侧附件占位

患者：女性　年龄：25岁

【现病史】患者于入院前3周无明显诱因出现多关节肿痛，主要累及双手近端指间及远端指间关节、双足第一及第五趾跖关节，伴足底肿痛，呈游走性，伴双下肢肿胀，伴腰背部疼痛，偶有胸闷、气促，无光过敏，无脱发、皮疹，无口腔溃疡，无口干、眼干，无龋齿，无肉眼血尿，无畏寒、发热，无咳嗽、咳痰，无尿痛、尿急等表现，故于成都市某医院就诊，完善相关检查提示CRP升高，抗核抗体（ANA）、环瓜氨酸多肽（CCP）、类风湿因子（RF）、抗核抗体谱未见明显异常，尿常规提示白细胞及红细胞增多，予以口服头孢及塞来昔布等药物治疗，关节肿痛可缓解，但症状反复，今为求进一步治疗至门诊，门诊以"类风湿关节炎？"收治入院。

自患病以来，患者精神、食欲及睡眠可，大便不成形，每日约2次，小便如上述，体重无明显改变。

【既往史】4月余前曾行胃息肉切除术，有肠息肉病史。平素有腹痛表现，否认高血压、糖尿病、心脏病；否认肝炎、结核、伤寒、疟疾、痢疾等传染病史；预防接种史不详；否认手术外伤史；否认输血史；否认食物及药物过敏史；否认新冠肺炎流行病学史。

【一般情况】正力型体型，营养中等，步入病房，自主体位，平静面容，神志清醒，查体合作。

【超声检查】

子宫、盆腔：子宫呈前位，前后径约3.5cm，子宫宫底、后壁及两侧远端以上腹盆腔内探及巨大囊实性占位（图3-8-1，图3-8-2），以实性为主，团块与子宫分界不清，团块部分与膀胱后壁分界不清，范围约22.5cm×11.0cm，团块向上包绕子宫，右侧缘探及数个大小不等的囊性无回声暗区，囊壁上见大小不等的结节样凸起，回声与实性部分回声一致（图3-8-3），CDFI囊实性占位实性部分见点条状血流信号，囊性部分未见血流信号（图3-8-4～图3-8-6）。宫内膜厚约0.7cm（双层），宫腔未见分离及异常回声。附件：双侧附件不显示。

诊断：盆、腹腔巨大囊实性占位，性质？建议进一步相关检查，必要时造影增强。

【其他影像学检查】

CT：中下腹及盆腔内巨大团块稍低密度影，最大横截面径约19.6cm×10.0cm，内

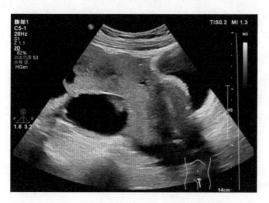

图3-8-1　盆腔囊实性占位偏左侧

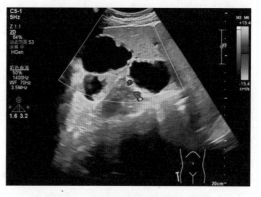

图3-8-2　右侧盆腹腔囊实性占位

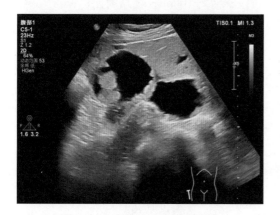

图3-8-3　囊实性占位囊壁结节

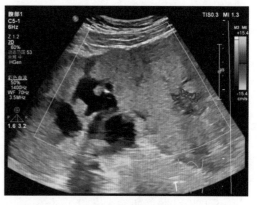

图3-8-4　囊实性占位实性部分见点条状血流信号

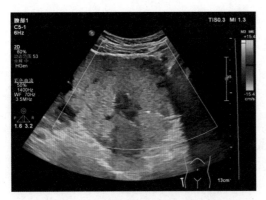

图3-8-5 囊实性占位实性部分血流信号

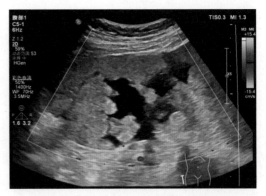

图3-8-6 囊实性占位囊性部分血流信号

见多发囊性低密度影及点状钙化灶，增强扫描实心部分呈不均匀明显强化，囊性部分未见强化，局部网膜呈污渍样改变，病灶与周围肠管分界欠清；双侧附件显示不清。诊断：中下腹及盆腔内巨大占位病灶，考虑恶性肿瘤性病变可能性大，多系附件来源可能，且双侧附件受累。

MRI：中下腹及盆腔内巨大团块状混杂信号影，最大横截面径约19.6cm×10.0cm，病灶以等T_1长T_2信号为主，内见多发结节样、絮团状实性成分，病灶右侧份数枚囊性长T_2信号影，大者长径约6.8cm，增强扫描实性部分明显呈不均匀强化，囊性部分壁结节强化，弥散上述病灶有所受限，病灶与相邻肠管、子宫分界欠清；双侧附件显示不清；子宫前下壁结节样等T_1短T_2信号影，增强扫描未见明显强化；增强膀胱内见少许片状强化灶；盆腔多量积液，盆腔未见明显肿大淋巴结。诊断：①中下腹及盆腔内巨大占位病灶，考虑恶性肿瘤性病变可能性大，附件来源？或其他，子宫及相邻肠管受累待排。②子宫前下壁异常信号，肌瘤可能；膀胱内异常强化灶，考虑造影剂影像。盆腔内多量积液。

【术中所见】

1.取平卧位，待麻醉显效后，常规消毒铺巾。

2.取腹部正中纵切口，逐层进腹。

3.术中见：肠管与盆侧壁粘连，盆腔见淡黄色积液约100ml；子宫前位，正常大小，表面光滑，双侧卵巢增大，均见10cm×10cm包块，表面见菜花样新生物，双侧卵巢均被包块占据，仅剩极少许卵巢组织，与肠管粘连，左侧输卵管与左侧卵巢包裹粘连，双侧输卵管周围粘连，探查肝脏。胆囊、脾脏、胃、肠管、阑尾及大网膜表面光滑，未见明显包块及结节。右侧子宫骶骨韧带见0.5cm菜花样赘生物。

4.取腹水，然后分离粘连，电刀切开左侧盆壁腹膜，高位电凝后切断左侧骨盆漏斗韧带，切除至左侧附件，同法处理对侧。剖视标本：双侧卵巢包块为囊实性，表面呈菜花状。双侧卵巢内见糟脆组织，囊壁内见菜花样新生物，送冷冻切片。快速冷冻回示"双附件"：双侧卵巢浆液交界性肿瘤。与患者及家属沟通，扩大手术范围，行保留生育功能的卵巢癌全面分期手术。

5.自横结肠处切除大网膜。

6.分离粘连，取右骶韧带结节、直肠子宫陷凹结节、盆腔淋巴结、腹主动脉旁淋巴结、膀胱表面淋巴结送冷冻病理检查。继续沿盆壁打开后腹膜，游离输尿管、腹主动脉及盆底各血管，沿血管走行依次清扫腹主动脉旁淋巴结及双侧髂总、髂外、腹股沟深、闭孔、髂内、骶前各组淋巴结，上达肾静脉水平。

7.标本送冷冻病理提示"盆腔淋巴结"：3枚淋巴结未见肿瘤累及。"右骶韧带结节"：可见砂粒体和浆液性交界性累及。"直肠子宫陷凹结节"：可见砂粒体和浆液性交界性累及。"腹主动脉旁淋巴结"：4枚淋巴结未见肿瘤累及。"膀胱表面淋巴结"：纤维和脂肪组织，未见肿瘤累及。腹水未见癌细胞，大网膜未见癌累及。

8.灭菌注射用水冲洗检查，检查创面无活动性出血后，双侧输尿管蠕动好，膀胱肠管未见明显异常，冲洗盆腹腔，吸尽冲洗液，注入防粘胶一支。安置血浆引流管2根。

9.逐层缝合腹部切口。再次消毒后包扎。

【病理检查】"双附件"：双侧卵巢浆液交界性肿瘤。

【小结】该患者为年轻女性，腹盆腔巨大囊实性占位，囊腺瘤可能性大，但为浆液性还是黏液性不好鉴别，性质是交界性还是恶性更不好鉴别。患者为年轻女性，发病概率从统计学上分析黏液性常见，但是该病例肿瘤的实性部分多，所以影像学特征仍倾向于浆液性肿瘤改变；恶性程度越高，腹盆腔积液量应较多，该病例腹盆腔积液不明显，病理分型应相对较好，最终与病理结果"交界性肿瘤"较为符合。

九、附件畸胎瘤

患者：女性　年龄：36岁

【现病史】患者平素月经规则，周期25天，经期3～5天，经量偏多，无痛经，末次月经日期2021年9月9日。患者9天前因外阴瘙痒，就诊于医院门诊，白带常规提示清洁度Ⅲ度，予阴道用药治疗；彩超提示右侧卵巢囊实性结节1.5cm×1.3cm，宫内膜不均匀增厚伴实性结节；患者无阴道异常出血，无同房后出血，白带无增多，无腹泻，无恶心呕吐，无尿频、尿急等症状。门诊以"卵巢囊肿、子宫内膜息肉、阴道炎"收住入院。患者自患病以来精神、食欲、睡眠可，大小便正常，体重无明显变化。

【既往史】既往体健，否认高血压、糖尿病、心脏病史；否认"肝炎、结核、梅毒、艾滋病"等传染病史；预防接种史不详；否认手术、外伤、输血史；既往头孢类药物过敏，否认食物过敏史。

【一般情况】正力型体型，营养中等，步入病房，自主体位，平静面容，神志清醒，查体合作。

【超声检查】

子宫：子宫呈前位，前后径约3.9cm，长径约5.9cm，横径约5.7cm，实质回声均匀，未见确切团块回声，宫内膜厚约1.0cm（双层），实质回声不均匀（图3-9-1），可见片状高回声结节，较大一个约0.7cm×0.4cm（图3-9-2），CDFI内膜结节内可见点条状血流信号（图3-9-3）。宫颈处探及数个囊性结节，较大一个约0.6cm。

附件：右侧卵巢上探及大小约1.5cm×1.3cm的囊实性结节（图3-9-4），囊液不清亮，内可见片状等回声及高回声分布，高回声范围约0.8cm×0.6cm，等回声范围约1.0cm×0.7cm（图3-9-5）；CDFI结节中央未见明显异常血流信号，周边可见环绕血流分布（图3-9-6）。左侧附件区未见确切团块回声，CDFI未探及明显异常血流信号。

诊断：

1.右侧卵巢上囊实性结节：囊腺瘤？巧克力囊肿？畸胎瘤？建议造影增强。

2.宫内膜不均匀增厚伴实性结节：息肉？或其他。

3.宫颈纳氏囊肿。

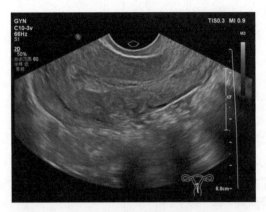

图3-9-1　宫内膜不均匀

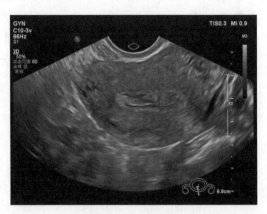

图3-9-2　宫内膜结节

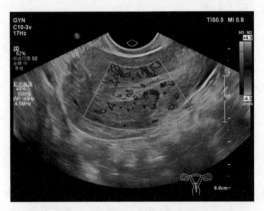

图3-9-3　内膜结节内点条状血流信号

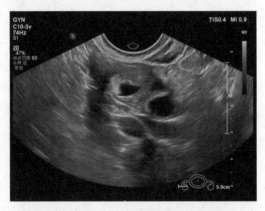

图3-9-4　右侧卵巢囊实性结节

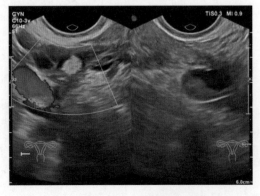

图3-9-5　双侧卵巢

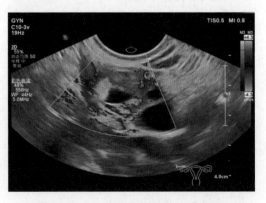

图3-9-6　右侧卵巢畸胎瘤血流信号

【其他影像学检查】

上、下腹部平扫＋增强＋三维重建。

MRI：子宫前位，大小、形态正常；子宫内膜稍增厚，矢状位厚度约1.1cm，信号不均匀，增强后内见条状弱强化灶；宫颈无强化长T_2小囊状影，直径约0.6cm。右侧卵巢增大，见一直径约1.4cm等、高信号结节，增强后见环状强化厚壁，壁较光滑；另见数枚囊状信号灶，较大者直径约1.2cm，线样薄壁或无壁；左侧卵巢形态大小信号未见明显。宫旁血管丰富。双侧髂内外血管旁、闭孔区未见长大淋巴结。盆腹膜未见增厚，盆腔少量积液。

诊断：

1.子宫内膜稍增厚，信号不均匀，增强后见条状弱强化灶，考虑息肉可能。

2.右侧卵巢增大；右侧厚壁结节，考虑良性占位，如黄体；右侧另见数枚囊状影，线样薄壁或无壁，考虑为卵泡。

3.宫颈纳氏囊肿。

4.宫旁血管丰满；盆腔少量积液。

【术中所见】盆腔未见积液，子宫前位，正常大小，右侧卵巢增大，内见大小约2cm×1cm×1cm囊肿，表面光滑。左侧输卵管及左侧附件外观未见明显异常。乙状结肠与子宫左侧壁粘连，部分肠管与子宫右侧壁膜状粘连。

转行宫腔镜，膨宫后见宫腔左侧壁与左侧宫底轻度粘连，见息肉样内膜，内膜稍厚，淡粉色，行宫腔诊刮，再次植入宫腔镜后右侧输卵管开口可见，分离粘连后见左侧输卵管开口可见，宫腔形态正常，宫腔放置宫安康1支，术毕。

【病理检查】

"右侧卵巢肿物"：成熟囊性畸胎瘤，另一组织为黄体出血。

"宫内组织"：送检为分泌期样子宫内膜伴子宫内膜息肉样形态。

【小结】畸胎瘤很少伴黄体出血，MRI并没有优势，反而超声相对有特异性，囊实性占位内见片状高回声、面团征等是畸胎瘤超声特征性表现。

十、剖宫产切口瘢痕妊娠

患者：女性　年龄：37岁

【现病史】停经50天，院外彩超提示宫腔占位1天，速来医院就诊。

【既往史】2012年剖宫产一次，余无特殊。

【超声检查】腔内彩超（经阴道）。

子宫：子宫呈后位，前后径约4.3cm，长径约6.4cm，横径约5.5cm，子宫峡部探及一片范围约6.8cm×4.0cm的混合回声灶，向下段宫腔凸起，边界欠清，形态不规则，内部回声不均匀，其内间杂片状液性暗区，峡部处未见正常肌层回声，浆膜层显示不清（图3-10-1），CDFI此回声灶内及周边探及较丰富血流信号（图3-10-2）；宫内膜厚约0.6cm（双层），回声欠均匀，宫腔未见分离及异常回声。

附件：双侧卵巢显示；双侧附件区未见确切团块回声，CDFI未探及明显异常血流信号。

盆腔：未见确切液性暗区。

超声提示：子宫峡部混合回声灶；考虑切口妊娠（包块型）。

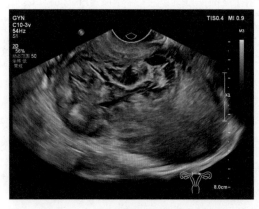 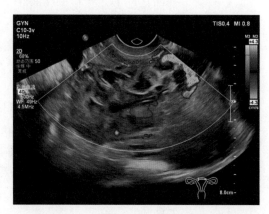

图 3-10-1　子宫瘢痕处混合性回声灶　　　　图 3-10-2　子宫瘢痕处混合性回声灶血流

【其他影像学检查】

MRI 盆腔平扫＋增强：子宫后位，宫腔上份及子宫前下份见片状、团片状混杂信号灶，团块最大层面大小约 8.0cm×5.6cm，呈等、稍短 T_1 长、短 T_2 信号为主，增强扫描上述明显强化，并见片状、斑片状无强化区，团块覆盖切口瘢痕，瘢痕显示欠清，局部菲薄、欠连续，与邻近肠道结构分界欠清，团块余处边缘显示尚清（图 3-10-3，图 3-10-4），余处子宫实质内见散在粗大血管影；宫颈、阴道形态、信号未见明显异常；膀胱、直肠未见明显异常；双侧卵巢显示，其内见数个长 T_1 长 T_2 信号灶，未见明显强化。盆腔未见明显积液。

结论：子宫宫腔上份及子宫前下份片状、团片状混杂信号灶，结合病史，考虑妊娠滋养细胞疾病，伴其内新旧不一出血，团块覆盖子宫瘢痕，瘢痕结构显示欠清、菲薄、

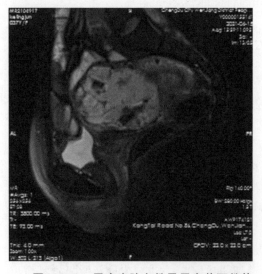 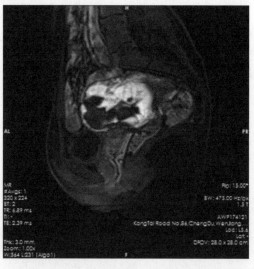

图 3-10-3　子宫宫腔上份及子宫前下份片　　图 3-10-4　子宫宫腔上份及子宫前下份片
状、团片状混杂信号灶　　　　　　　　　　状、团片状混杂信号灶

欠连续。

【术中所见】术中见盆腔无明显积血，肠管与盆侧壁粘连，子宫下段膨出发紫，菲薄，即将破裂，子宫后倾后屈位，增大如50余天孕大，子宫左侧壁与乙状结肠膜状粘连，双侧卵巢及双侧输卵管外观未见异常。

【病理检查】"宫内组织"血凝块内查见退变、机化的绒毛组织。

【小结】剖宫产切口瘢痕妊娠，是指妊娠囊或胎盘着床于既往剖宫产术后子宫瘢痕处，是一种特殊部位的异位妊娠，近年其发病率随着剖宫产率的上升而呈上升趋势。根据超声图像大致分为3类：

1.单纯妊娠囊型　超声表现为孕囊均位于子宫峡部前壁瘢痕处，瘢痕处肌层内孕囊形态欠规则（图3-10-5），靠近瘢痕处较狭长，峡部肌壁薄弱，薄处约0.1cm，部分孕囊内见胎芽或卵黄囊，胚胎存活时可见胎心搏动。CDFI：孕囊旁可见丰富血流，显示滋养血管来自切口肌层。

2.部分位于宫腔型　瘢痕处及宫腔内孕囊型首次检查胎囊位于瘢痕处，随访中发现胎囊达宫腔中上段内（图3-10-6），甚至宫底部。CDFI：显示胎囊周边滋养血流来自子宫下段瘢痕处。

3.混合型包块型　超声表现为宫腔下段剖宫产切口处探及不规则混合型回声包块（图3-10-7）。CDFI：显示包块周边血流丰富，以低阻向流为主[8]。

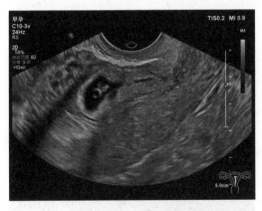

图3-10-5　子宫峡部前壁瘢痕处孕囊回声（1）

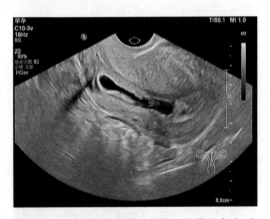

图3-10-6　子宫峡部前壁瘢痕处孕囊回声（2）

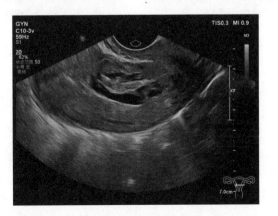

图3-10-7　子宫峡部前壁瘢痕处混合回声团

子宫下段切口瘢痕妊娠应与妊娠囊下移至宫腔下段形成难免流产、滋养细胞疾病及宫颈妊娠等鉴别[9]。鉴别要点：①难免流产及不全流产合并宫腔下段感染时，CDFI显示包块周边亦可探及丰富的低阻血流且多数来自子宫前壁肌层，包块内常无血流信号，且血β-HCG可表现为轻度增高或正常。②妊娠滋养细胞疾病的典型表现为病灶内部异常丰富的低阻血流信号，瘢痕妊娠包块内部常无血流信号而在包块周边可探及低阻血流。另外，妊娠滋养细胞疾病的β-HCG水平常异常升高，而瘢痕妊娠血β-HCG水平明显低于正常妊娠[8]。宫颈妊娠则妊娠位于宫颈管内；彩超在病灶处记录到滋养层周围血流频谱特征。宫腔内未见妊娠囊；剖宫产切口瘢痕处妊娠者妊娠位于子宫下段宫腔，前壁下段肌层菲薄，宫颈管结构正常。

十一、宫角妊娠

患者：女性　年龄：23岁

【现病史】患者因停经68天伴腹痛1天就诊，无阴道出血。

【超声检查】经阴道二维超声发现子宫大小、形态正常，内膜线清晰，宫腔内未见明显异常。双侧卵巢正常。右侧附件区近宫角部可见一混合回声包块，内可见无回声区，其内未见胚芽样回声，未见明显心管搏动，未见明显卵黄囊回声。

二维超声可见左侧宫角处探及孕囊样回声（图3-11-1），其内可见卵黄囊（图3-11-2）。

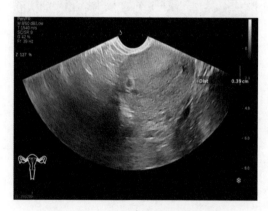

图3-11-1　左侧宫角处孕囊样回声

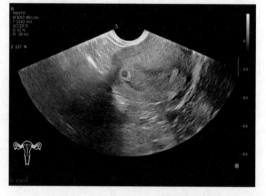

图3-11-2　囊内可见卵黄囊回声

【小结】间质部妊娠和宫角妊娠鉴别要点：在超声和实验室快速血清HCG测定技术广泛应用于异位妊娠的诊断以前，腹腔镜是诊断异位妊娠的金标准。目前，单纯诊断性的腹腔镜和宫腔镜临床较少运用。宫腔镜下宫角妊娠，通过内镜可以在宫腔上外侧的宫角处看到孕囊；而输卵管间质部妊娠宫腔镜下，宫角处看不到孕囊。腹腔镜下，可以直接观察子宫及输卵管情况，当宫角区域膨大部致圆韧带往内侧移位，即诊断为输卵管间质部妊娠。

1.宫角妊娠的临床诊断标准　①腹痛伴有子宫不对称性增大；②直视下发现子宫角一侧扩大，伴有圆韧带外侧移位；③胎盘滞留在子宫角。符合以上任一点即可诊断。

2.输卵管间质部妊娠的超声诊断标准　①子宫体腔空虚；②孕囊或不均质实体包块距离宫腔外侧大于1cm；③包裹孕囊或不均质实体包块的肌层厚度小于5mm。该标准特异度为 88% ～ 93%，敏感度为 40%。

间质线征（interstitial line sign）诊断输卵管间质部妊娠的方法：所谓"间质线征"，是指宫底横切面声像上宫角区域，自子宫体腔上部外侧与孕囊或妊娠包块相连的线状高回声（图 3-11-3）。间质线征特异度为 98%，敏感度为 80%。

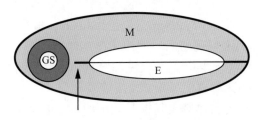

图 3-11-3　间质线征示意图
M. 子宫肌层；E. 子宫内膜；GS. 妊娠囊；箭头. 间
质线

输卵管间质部妊娠和宫角妊娠的鉴别点小结，见表 3-11-1。

表 3-11-1　输卵管间质部妊娠和宫角妊娠的鉴别

	输卵管间质部妊娠	宫角妊娠
着床位置	输卵管间质部	宫腔上外侧角
与圆韧带关系	外侧	内侧
与子宫内膜腔关系	之外	之内
是否异位妊娠	是	否
胎儿预后	不能活产	有可能活产
母体预后	妊娠破裂病死率高	子宫破裂高风险

十二、卵巢子宫内膜异位囊肿并单角子宫

患者：女性　年龄：28 岁

【现病史】患者月经规律，周期 20 余天，经期 3 ～ 5 天，经量中，末次月经 2021 年 8 月 15 日。1 年前于成飞医院体检彩超提示卵巢囊肿，约 5cm 大小，无阴道不规则流血流液，无腰骶部胀痛不适，无腹胀、腹痛，无月经经期、经量及月经周期改变。未进行处理，嘱定期复查。1 周前患者因"腹痛"于医院就诊，彩超提示：①盆腔囊性占位：巧克力囊肿？左侧输卵管积液？或其他。②子宫宫腔回声改变，不排除单角子宫，建议随访复查。无畏寒、发热，无恶心、呕吐，无尿频、尿急、尿痛等不适。建议手术治疗，门诊以"盆腔囊肿"收入院。患者患病以来，精神可、食欲可，有便秘，有尿频、尿急，体重无明显变化。

【既往史】曾于外院行"乳房纤维瘤"切除手术。1 年前检查发现乙肝病毒携带。2 年前检查提示为先天性单肾。1 年前、2 个月前各患"肾炎"一次，治愈。否认冠心病、

高血压、糖尿病等慢性病史；否认结核、伤寒、梅毒、艾滋病等传染病史；预防接种史不详；否认输血史；否认食物及药物过敏史。

【一般情况】正力型体型，营养中等，步入病房，自主体位，平静面容，神志清醒，查体合作。

【超声检查】

子宫：子宫呈前位，前后径约2.8cm，长径约4.0cm，横径约3.7cm，子宫宫底显示欠满意，实质回声均匀，未见确切团块回声（图3-12-1），宫内膜线居中，厚约0.7cm（双层），宫内膜似呈棒状（图3-12-2），仅见一侧宫角，另一侧宫角显示不清（图3-12-3），宫腔未见分离，CDFI未探及明显异常血流信号。

附件：右侧卵巢与子宫右侧缘之间探及大小约7.5cm×4.8cm的囊性团块，囊液不清亮，内充满细弱点状回声，囊壁欠光整（图3-12-4），与右侧卵巢分界清，与左侧卵巢分界不清。

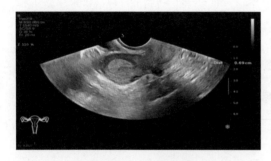

图3-12-1　子宫长轴

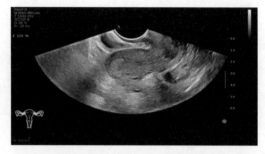

图3-12-2　子宫长轴内膜呈棒状

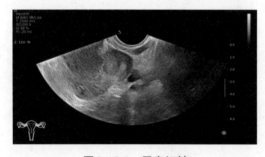

图3-12-3　子宫短轴

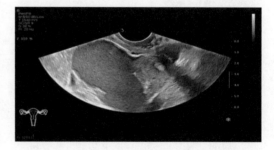

图3-12-4　盆腔囊性占位及子宫短轴

诊断：

1.盆腔囊性占位：巧克力囊肿？左侧输卵管积液？或其他。

2.子宫宫腔回声改变，不排除单角子宫，建议随访复查。

【其他影像学检查】

CT上、下腹部平扫＋增强＋三维重建：盆腔左侧附件区见一囊性占位影，CT值约23HU，最大截面大小约5.9cm×3.9cm，增强扫描未见明显强化，其前方另见一小圆形低密度影，增强扫描呈环状强化；子宫、膀胱未见确切异常。盆腔内未见明显淋巴结肿大。盆腔微量积液征象。

CT诊断：左侧附件区囊性占位，性质待定，建议结合生理周期定期复查，必要时

MRI检查；盆腔微量积液征象。

【术中所见】子宫前位，偏小，右侧宫角缺如，右侧输卵管近端缺如，存在部分壶腹部及伞端；右侧输卵管系膜可见一大小1cm囊肿，右侧卵巢外观未见异常；左侧卵巢与子宫底部、肠管、大网膜致密粘连，左侧卵巢上可见两个囊肿，大小分别约7cm×7cm、2cm×2cm，卵巢皮质极薄，左侧输卵管扭曲、无增粗，与左侧卵巢膜状粘连，伞端外观正常；直肠子宫陷凹存在。遂术中与患者家属沟通病情，患者目前单角子宫诊断明确，患者家属要求放弃宫腔镜手术，仅行腹腔镜下病灶切除＋粘连松解术。

超声刀分离各处粘连，分离粘连过程中左侧卵巢上较大囊肿破裂，内见黄褐色稍黏稠液体流出，似巧克力样液体，沿囊肿壁钝性完全剥离囊肿；自左侧卵巢较小囊肿壁薄处做一小切口，完整剥离囊肿；双极配合剪刀自右侧输卵管系膜囊肿根部完整电切除。

术中诊断：左侧卵巢子宫内膜异位囊肿；单角子宫；右侧输卵管系膜囊肿；肠粘连；先天性单肾；乙肝病毒携带者。

【病理检查】

"右侧输卵管系膜囊肿"：副中肾管囊肿。

"左侧卵巢包块1"：囊肿性病变，囊内壁衬覆单层立方上皮，囊壁较多含铁血黄素沉积，不除外子宫内膜异位囊肿。

"右侧卵巢包块2"：符合黄体出血。

【小结】该患者为青年女性，子宫偏小，仅见一侧宫角，内膜呈棒状，单角子宫常见，且该患者右肾缺如，多系副中肾管发育异常。

十三、宫内孕合并宫外孕

患者：女性　年龄：36岁

【现病史】患者平素月经周期30天，经期7～10天，量中，末次月经2021年9月19日。停经30余天自测尿妊娠试验阳性，停经40余天行B超提示宫内早孕，1周前开始出现恶心、呕吐早孕反应。妊娠期间无毒物、药物、放射线接触史。6小时前患者坐地铁时突发左下腹疼痛，伴轻微恶心、呕吐，腹泻2～3次稀便，无畏寒、发热不适，医院急诊就诊，以"1.腹痛待诊：卵巢黄体破裂？2.先兆流产；3.盆腔炎；4.糖尿病"收入院。患者精神食欲可，大小便正常，体重无明显变化。

【既往史】糖尿病1年，孕期门冬胰岛素注射液/诺和锐（特充）10～18U三餐前皮下注射，地特胰岛素注射液/诺和平16～22U睡前皮下注射，自诉血糖大部分时间控制在正常范围。否认高血压、心脏病等慢性病史；否认肝炎、结核、伤寒、疟疾、痢疾等传染病史；预防接种史不详；否认重大手术及外伤史；否认输血史；否认食物及药物过敏史。否认新冠肺炎流行病学史。

【一般情况】正力型体型，营养中等，步入病房，自主体位，急性痛苦面容，神志清醒，查体合作。

血细胞分析：白细胞计数（WBC）26.37×10^9/L，中性粒细胞百分率（NEUT%）91.0%，中性粒细胞绝对数（NEUT）24.00×10^9/L。

【超声检查】子宫呈前位，前后径约6.0cm，长径约7.7cm，横径约8.3cm，实质回声均匀，未见确切团块回声，宫腔内见一大小约4.8cm×3.4cm×3.6cm的孕囊回声，周边规整，内可见卵黄囊（图3-13-1）及一成形胎儿回声（图3-13-2），头臀径约2.5cm，胎心率188次/分，孕囊下缘至宫颈内口处探及范围约3.5cm×3.2cm的液性暗区（图3-13-3，图3-13-4），随体位改变液体可围绕孕囊致胎盘附着处，液体欠清亮，内可见细弱点状回声。

　　附件：右侧附件区探及两个大小不等的黄体回声（图3-13-5），较大约1.8cm×1.6cm，CDFI周边可见环状血流信号（图3-13-6）；左侧附件区探及大小约7.7cm×4.2cm的杂乱回声团（图3-13-7），边界欠清，形态不规则，内部回声不均匀，内似见宽约1.3cm的管状低弱回声带，其旁隐约探及大小约2.1cm×2.4cm的稍高回声结节，CDFI周边可见少许血流信号（图3-13-8）。

　　腹腔内探及胃肠道气体强反射，右侧髂窝探及最大径约2.8cm液性暗区，右侧腹腔探及最大径约2.4cm液性暗区，肝周探及最大径约0.6cm液性暗区，左侧髂窝探及最大径约1.7cm液性暗区。

　　超声诊断：

　　1.宫内早孕伴孕囊周边大量积液。

　　2.左侧附件区杂乱回声团：增粗的输卵管伴结节？不完全排除输卵管异位妊娠可能？或其他。请结合临床。

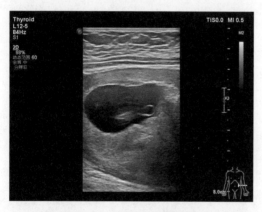
图3-13-1　宫内妊娠卵黄囊

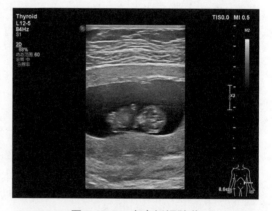
图3-13-2　宫内妊娠胎儿

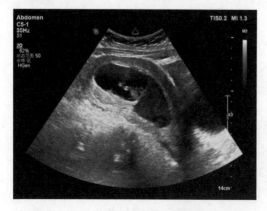
图3-13-3　孕囊下缘大量积液（血）（1）

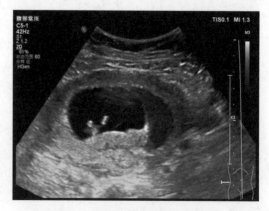
图3-13-4　孕囊下缘大量积液（血）（2）

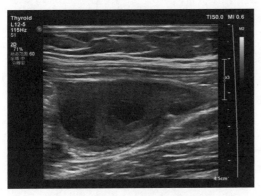

图3-13-5　右侧卵巢2枚黄体

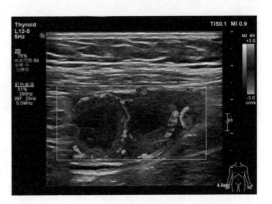

图3-13-6　右侧卵巢2枚黄体环状血流信号

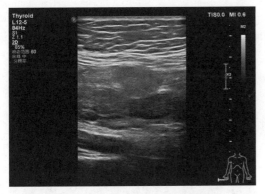

图3-13-7　左附件区增粗的输卵管伴结节

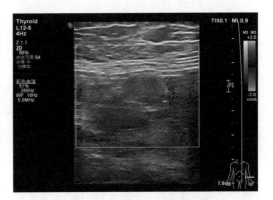

图3-13-8　结节周边少量血流信号

3.右侧附件区2枚黄体。

4.腹腔积液。

【术中所见】术中见盆腔多量积血，约600ml，伴片状血凝块，约200g，子宫前位，表面光滑，增大如孕3月余，左侧输卵管、卵巢包裹于血凝块中，清除血凝块后见左侧输卵管扭曲、增粗，伞端可见出血（图3-13-9），与卵巢、大网膜、肠管粘连，右侧输卵管外观未见异常，右侧卵巢可见2枚黄体（图3-13-10）。左侧输卵管外观未见明显异常，双侧卵巢外观未见异常。探查阑尾未见异常，大网膜、肠管与前腹壁粘连。

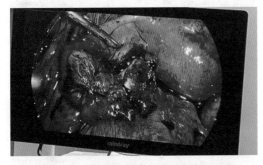

图3-13-9　术中增粗的左输卵管及凝血块

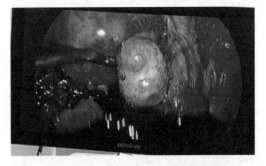

图3-13-10　术中右侧卵巢2枚黄体

【病理检查】肉眼所见：输卵管一条，长4cm，管径1cm，伞端可见，另见血凝块一堆，2.5cm×1.8cm×1cm，未见确切绒毛。

"左侧输卵管"，输卵管管壁充血，血凝块内查见少许绒毛组织，请结合临床。

【出院情况】患者一般情况好，无腹痛，无阴道出血，饮食、睡眠及大小便正常。查体：体温正常，心肺无异常征，腹软，无压痛。复查血HCG：57 184mIU/ml。血常规、电解质无明显异常。彩超：妇科（子宫、附件、盆腔）检查结果提示宫内早孕伴孕囊下方积液（与上次相较范围略缩小）。宫腔内探及大小约6.3cm×5.6cm×3.0cm的孕囊，囊内可见卵黄囊、胚胎组织（长约4.1cm）及胎心搏动，孕囊下方探及一片约5.3cm×5.0cm×2.2cm的液性暗区，内见密集细点状回声。术后病理："左侧输卵管"，输卵管管壁充血，血凝块内查见少许绒毛组织。

【术后1个月复查】

超声检查胎儿及附属物：宫内单活胎，生物学测量孕15周5天（图3-3-11～图3-3-13）；胎心率（FHR）约158次/分，律齐。胎儿颈部：无压迹；脐动脉血流：S/D=3.9（图3-13-14）。

胎盘（PL）：附着于子宫宫底及后壁；厚度2.1cm；成熟度0级。

子宫下段探及大小约1.6cm×0.9cm的液性暗区，透声差，较1个月前明显减少（图3-13-15，图3-13-16）。CDFI：未见明显血流信号，考虑绒毛膜下积血？积液？

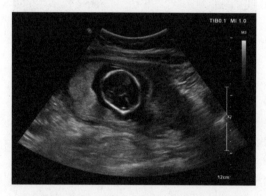

图3-13-11　术后1个月宫内胎儿头部

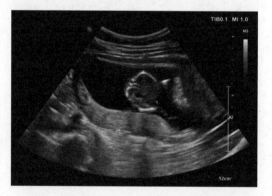

图3-13-12　术后1个月宫内胎儿腹部

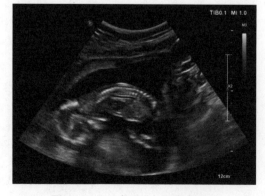

图3-13-13　术后1个月宫内胎儿

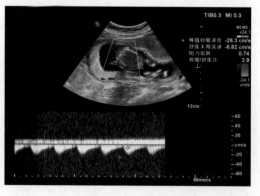

图3-13-14　术后1个月宫内胎儿脐血流正常

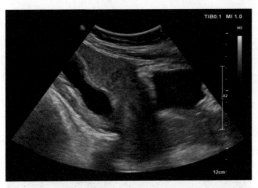
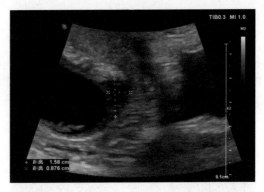

图3-13-15　术后1个月孕囊下缘积液明显减少　　图3-13-16　术后1个月孕囊下缘积液明显减少

【小结】该患者有强烈的生育要求，尽管已明确诊断宫内并宫外孕，且宫内孕周围大量积液，仍然请上级医院医师会诊，行宫外孕术后，很幸运妊娠继续，随访观察宫内妊娠积液明显较上次减少，最终分娩一正常男婴。

因该患者右侧卵巢上有2枚黄体，术中也清晰显示右侧卵巢上可见2枚黄体，可以明确为右侧卵巢排出2枚卵子，因左侧输卵管距右侧卵巢距离较右侧输卵管远，所以其中一枚卵子经右侧输卵管快速到达宫腔，而经左侧输卵管的卵子因着床途径较远，最终没能到达宫腔，而导致左侧输卵管异位妊娠。

十四、胎盘植入

患者：女性　年龄：40岁

【现病史】完全性前置胎盘。

【既往史】G8P2，2001年自然分娩一子夭折，2003年自然顺产一女，人工流产3次，2017年异位妊娠行保守治疗，2020年3月稽留流产无痛清宫术。

【一般情况】均无特殊。

【超声检查】胎盘（PL）：Ⅱ级，厚约2.4cm；位于子宫前壁及宫颈区，胎盘下缘完全覆盖宫颈内口（图3-14-1），胎盘内探及几个无回声区，较大范围约4.6cm×2.2cm，边界清，形态不规则，其内可见细弱光点流动（图3-14-2），胎盘下缘邻近膀胱壁区血供丰富，与膀胱壁分界不清（图3-14-3）。

超声提示：

1.前置胎盘（中央型）。

2.胎盘内无回声区：考虑血窦。

3.胎盘下缘近膀胱壁区血供丰富，考虑胎盘植入。

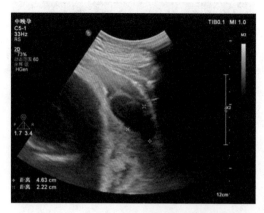

图 3-14-1　胎盘下缘完全覆盖宫颈内口

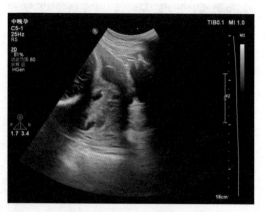

图 3-14-2　胎盘内无回声区

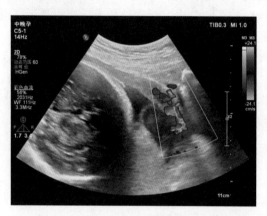

图 3-14-3　胎盘下缘邻近膀胱壁区血供丰富

【小结】目前认为蜕膜发育不良及过度的滋养细胞侵袭是胎盘植入的主要原因，可能与蜕膜组织和胎盘绒毛组织侵蚀能力之间的平衡失调有关。剖宫产史、前置胎盘、孕妇高龄（＞35岁）及多次孕育则是胎盘植入发生的高危因素。

胎盘植入时，胎盘厚度增加，其内的血池异常增多，表现为胎盘内大小不等、形态不规则的液性暗区，内可见细密光点流动。胎盘后低回声间隙消失，胎盘后方子宫肌层变薄，与胎盘分界不清，最薄处＜1mm；胎盘与子宫肌层或者与宫颈组织之间分界不清晰，或子宫肌层回声消失，胎盘达浆膜层，有研究证实胎盘植入患者的子宫肌层最薄处＜1mm 时，其诊断价值与胎盘陷窝相当。胎盘陷窝表现为胎盘实质内见形状不规则的液性暗区，从胎盘基板到绒毛膜板的全层都能观察到，边缘不规则，内见细密点状回声飘动，彩色多普勒超声检查可探及高速湍流低阻力指数的血流频谱，CDFI 显示有些陷窝内可探及血流信号，有些无明显血流信号（可能因血流速度较为缓慢所致），膀胱后壁与子宫前壁浆膜交界面血流信号丰富，可见血管桥形成。

胎盘植入超声造影表现：正常情况下，胎盘基底部与子宫肌层分界清晰，胎盘呈高增强，轮廓清晰完整。胎盘植入时，造影剂显示由胎盘母体面快速显像，胎盘植入部位肌层不能完整显示，或厚薄不均匀，或仅勾勒出浆膜层回声，浆膜层后方未见肌层即呈现高增强的胎盘回声，微泡廓清速度较周边正常肌层减慢；胎盘植入肌层较深或有胎盘穿透时情况较复杂，造影剂可以更清晰地显示胎盘与子宫肌层关系，同时亦可以显示胎盘与周边邻近器官如膀胱间的桥接血管。

【鉴别诊断】

1.血凝块　血凝块在二维超声上的表现与胎盘回声相似，常被误认为胎盘，尤其是前置胎盘与宫颈之间的血凝块分辨难度大，超声造影可显示血凝块内无造影剂进入，而胎盘则明显增强。

2.前置胎盘未合并植入　胎盘前置未合并胎盘植入时，子宫肌层与胎盘基底层边界清楚，胎盘轮廓完整，必要时可用高频探头辅助诊断。

十五、卵巢妊娠

患者：女性　年龄：31岁

【现病史】患者平素月经规则，经期7～8天，周期30天，量中，无痛经，末次月经2020年8月20日。9月20日出现阴道出血，量约为平时经量1/2，持续10天干净，无其他不适，自以为月经来潮，未引起重视，干净1～2天后再次出现阴道出血，量少，无腹痛腹胀，自以为系口服胃药引起，持续数日后仍间断出血，遂来医院检查。血HCG 704mIU/ml，孕酮2.3ng/ml，彩超提示右侧附件区等回声结节伴盆腔积液，门诊后穹隆穿刺抽出不凝血3ml。患者无腹痛腹胀，无畏寒发热，无恶心呕吐，无组织物排出及肛门坠胀，无晕厥等不适，建议住院，故门诊以"阴道流血待诊，异位妊娠？"收入院。患者精神食欲可，睡眠及大小便正常，体重无明显变化。

【既往史】既往浅表性胃炎及缺铁性贫血10余年，血红蛋白（HGB）90～100g/L，2014年剖宫产一次，补铁治疗有效。余无特殊。

【一般情况】正力型体型，营养中等，步入病房，自主体位，平静面容，神志清醒，查体合作。

【超声检查】腔内彩超（经阴道）。

子宫：子宫呈后位，前后径约4.3cm，长径约5.3cm，横径约5.7cm，实质回声均匀，未见团块回声，宫内膜呈线形，宫腔未见分离及异常回声，CDFI未探及明显异常血流信号。

附件：右侧附件区右侧卵巢内侧探及大小约1.5×1.2cm的等回声结节（图3-15-1），边界尚清，CDFI未见明显血流信号（图3-15-2）；左侧卵巢大小正常，左侧附件区未见确切团块回声，CDFI未探及明显异常血流信号。

盆腔：盆腔内探及最大径约2.7cm的液性暗区（图3-15-3），内透声差，见细密点状回声。

超声诊断：

1.右侧附件区等回声结节，异位妊娠？请结合临床。

2.盆腔积液。

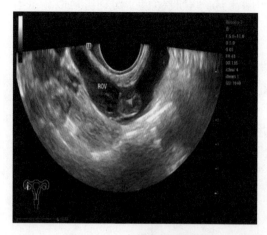

图3-15-1 右侧卵巢旁结节

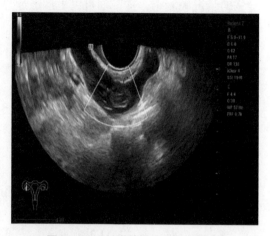

图3-15-2 结节未见明显血流信号

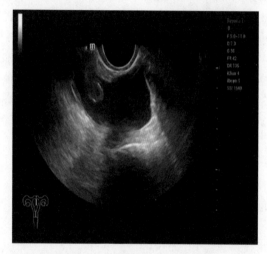

图3-15-3 盆腔内结节周边积液

【**手术名称**】腹腔镜下右侧卵巢囊肿剥除＋右侧卵巢修补＋肠粘连松解＋右侧输卵管系膜囊肿切除术＋诊断性刮宫术。

【**术中所见**】盆腔积血300ml，肠管与右侧盆壁膜状粘连，子宫正常大小，左侧输卵管卵巢外观未见确切异常，右侧输卵管系膜见2枚1.0cm×1.0cm系膜囊肿，伞端无出血，右侧卵巢见1.0cm×1.0cm破口，少许渗血，表面见血凝附着，检查肠管及肠系膜肝胆表面未见确切异常。

【**术中诊断**】①右侧卵巢破裂出血。②右侧输卵管系膜囊肿。③肠粘连。④异位妊娠：卵巢妊娠？⑤宫内孕流产？

【**病理检查**】

"右侧卵巢囊肿"：黄体组织，游离血凝块内见绒毛组织。

"右侧输卵管囊肿"：副中肾管囊肿。

"宫腔组织"：血凝块内见破碎的增生期样子宫内膜。

【**出院诊断**】右侧卵巢妊娠；右侧输卵管系膜囊肿；肠粘连。

【小结】卵巢妊娠是异位妊娠的一种，因无典型的症状及体征，超声诊断困难，一般认为临床术前诊断卵巢妊娠是有困难的。卵巢妊娠按声像图特征归纳为以下3型：Ⅰ型、Ⅱ型为未破裂型卵巢妊娠；Ⅲ型为破裂型卵巢妊娠超声声像图特征。

Ⅰ型（卵巢内型）：卵巢内部见完整的胚囊结构，胚囊内有时还可见卵黄囊和胚芽或卵巢内部见不均质强回声，内可见较丰富血流。盆腔未见明显游离液体或极少量游离液体。

Ⅱ型（卵巢表面型）：卵巢表面稍向外凸起异常回声，与卵巢同步运动，异常回声内见完整的胚囊结构或见不均质强回声。

Ⅲ型（附件区杂乱回声型）：附件区见杂乱不均质回声，其内可测及或未测及正常卵巢组织回声和（或）完整的胚囊结构，胚囊内有时还可见卵黄囊。

十六、输卵管间质部妊娠

【主诉】因停经68天伴腹痛1天就诊。

【现病史】患者平素月经规则，末次月经2021年3月26日，停经30天查血人绒毛膜促性腺激素（HCG）阳性发现妊娠，无腹痛、阴道出血、流液等不适，有生育要求。今日医院就诊，行B超检查提示右侧子宫旁混合性回声结节，与子宫分界欠清，内部回声不均匀，孕酮12.97ng/ml，β-HCG β1023mIU/ml。患者精神食欲尚可，睡眠及大小便正常，体重无明显变化。

【既往史】否认高血压，糖尿病，心脏病等疾病史；否认肝炎、结核、伤寒、疟疾、痢疾等传染病史；预防接种史不详；否认重大外伤史；否认输血史；否认药物及食物过敏史。

【一般情况】均无特殊。

【超声检查】经阴道二维超声发现子宫大小、形态正常，内膜线清晰，厚约1.1cm（双层），宫腔内未见明显异常（图3-16-1）。右侧卵巢上探及大小约1.8cm×1.6cm的混合性结节（图3-16-2），左侧卵巢正常。右侧附件区近宫角部可见一混合回声包块，大小约2.3cm×2.2cm（图3-16-3），内回声不均，可见无回声区，其内未见胚芽样回声，未见明显心管搏动，未见明显卵黄囊回声，与子宫分界欠清。CDFI：混合性包块内实性部分可见少量血流信号（图3-16-4）。

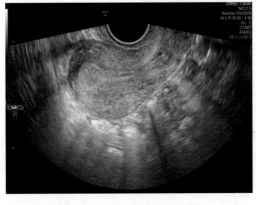

图3-16-1 经阴道子宫长轴

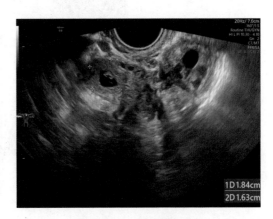

图3-16-2 右侧卵巢结节

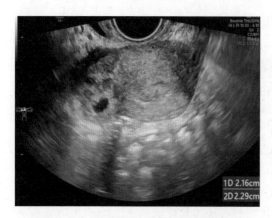

图3-16-3　右附件近宫角处混合性回声

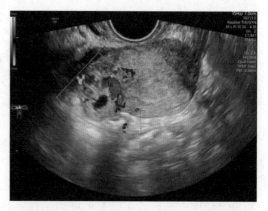

图3-16-4　右附件近宫角处混合性回声血流

　　经阴道三维超声显示包块位于偏右侧宫底部，明显突出于子宫轮廓外（图3-16-5），包块周围肌层不完整，包块与宫腔有明显分界；经三维超声冠状切面，可显示宫腔形态完整，内无孕囊回声（图3-16-6）；右侧宫底部可见包块向子宫轮廓外突起，内可见杂乱不均回声；包块与宫腔间有分界（图3-16-7）。

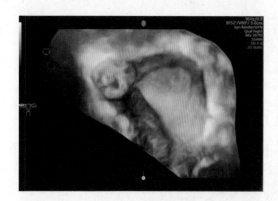

图3-16-5　右侧子宫旁混合性结节三维成像

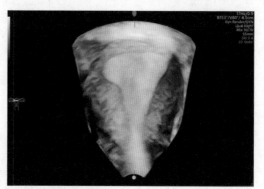

图3-16-6　经阴道子宫三维成像

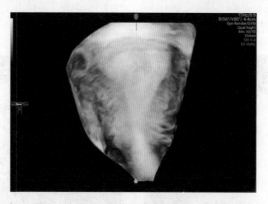

图3-16-7　经阴道子宫及宫旁三维成像

【术中所见】术中见盆腔少量积血，子宫后位，右侧输卵管间质部靠右侧宫角见膨大、增粗，外观呈紫蓝色，右侧输卵管与大网膜、右侧卵巢粘连。左侧附件与左侧盆侧壁、大网膜粘连，超声刀分离粘连后见左侧输卵管走行扭曲，伞端可见，左侧输卵管系膜上见直径大于1cm囊肿，左侧卵巢外观未见明显异常。乙状结肠与盆侧壁粘连。

1.超声刀分离粘连，沿右侧输卵管伞端系膜电凝切断至宫角，行右侧宫角楔形切除，标本袋取出标本。

2.行右侧宫角修补整形。切除左侧输卵管系膜囊肿送检。

3.电凝创面止血，检查创面无活动性出血后，冲洗盆腔，吸尽冲洗液，放置瑞术康一支。

4.关气腹，退出腹腔镜器械，取出穿刺导管，缝合穿刺孔。

5.剖视标本：输卵管间质部管腔可见绒毛。

【病理检查】输卵管间质部肿胀，大体管腔内见血凝块，显微镜下见大量绒毛组织，符合异位妊娠（图3-16-8，图3-16-9）。

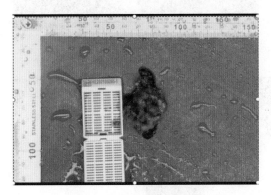 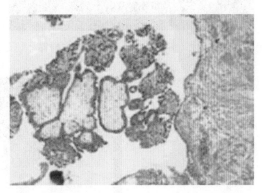

图3-16-8　送检大体标本　　　　　　　　图3-16-9　病理可见绒毛组织

【小结】三维超声显示包块位于偏右侧宫底部，明显突出于子宫轮廓外，包块周围肌层不完整，包块与宫腔有明显分界，并可见纤细间质线征。

二维超声显示宫底偏右侧包块，其周围肌层薄，似不完整，与宫腔内膜关系模糊；三维超声显示宫底偏右侧包块，包块突出感显示更明显，包块与宫腔有分界，可见间质线征，输卵管间质部妊娠是最少见的输卵管妊娠。由于间质部为子宫动脉和卵巢动脉双重血供交汇处，破裂后极易大出血导致休克，危及生命。

经三维超声冠状切面，可显示宫腔形态完整，内无孕囊回声；一侧宫底部可见包块向子宫轮廓外突起，内可见孕囊回声或杂乱不均回声；包块周围肌层薄且不完整；包块与宫腔间有分界，可见 1 ～ 9mm 的间质线征。

十七、血管前置

患者：女性　年龄：25岁

【现病史】停经35周，因彩超提示帆状胎盘并血管前置入院。

【既往史】无特殊。

【超声检查】腔内彩超（经阴道）。

子宫：宫内见一正常胎儿，胎盘主要位于后壁，一条脐动脉及脐静脉从胎盘下缘直接进入胎盘实质，一条脐动脉在胎膜上走行一段后进入胎盘实质（图3-17-1），并横跨宫颈内口（图3-17-2，图3-17-3）。

超声诊断：中孕、宫内单活胎；帆状胎盘合并血管前置。

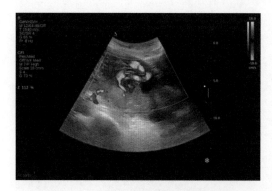

图3-17-1 胎盘脐动脉入口血流信号

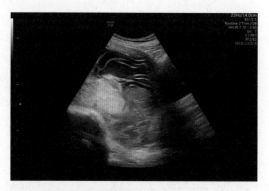

图3-17-2 血管横跨宫颈内口处（1）

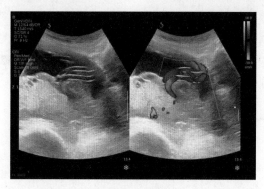

图3-17-3 血管横跨宫颈内口处（2）

【术中所见】娩出胎盘后见为帆状胎盘，脐带血管部分附着走行于胎膜之上（图3-17-4）。

【小结】血管前置是胎儿血管走行于胎先露下方胎膜间，跨越宫颈内口或邻近宫颈内口，位于胎儿娩出的通道上，没有胎盘及脐带的保护，当伴随胎膜破裂发生血管破裂时，胎儿的预后不良，死亡率极高，有人将血管前置称为"胎儿杀手"[10]。

根据胎盘的形状，血管前置分为两型：Ⅰ型为单叶胎盘伴发血管前置，如帆状胎盘合并血管前置；Ⅱ型为多叶胎盘伴发的血管前置，如副胎盘合并血管前置、分叶胎盘合并血管前置[10]。

血管前置需与脐带先露、脐带脱垂、边缘性胎盘血管跨越宫颈内口、子宫下段及宫颈血管扩张等相鉴别[11]。

脐带先露：是脐带血管在胎先露的下方、宫颈内口上方的羊膜腔内，位置不固定，

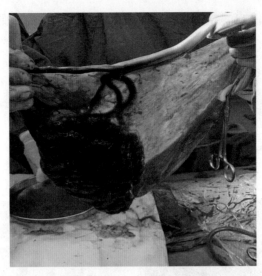

图3-17-4　帆状胎盘大体标本

可见脐带螺旋，并可随胎动发生位置改变。若行经会阴或经阴道的超声多切面扫查，可观察到血管的横切面，有利于鉴别诊断。

宫颈血管：孕妇宫颈静脉曲张时，宫颈肌层内可见血管回声，脉冲多普勒显示为静脉频谱，如显示为动脉频谱，搏动频率与孕妇心率一致，容易鉴别[12]。

十八、新生儿呼吸窘迫综合征肺超声

患儿：男性　年龄：4周

【现病史】患儿系G3P2孕30⁺³周，因母亲"瘢痕子宫，胎膜早破，羊水少"剖宫产娩出，出生后呻吟、皮肤发绀为主要表现，出生后皮肤发绀、心率65次/分，立即给予保暖、清理气道、吸氧、T组合正压通气后，患儿面色逐渐转红，心率升至130次/分，血氧饱和度升值95%。患儿系胎龄30⁺³周早产儿，出生体重1340g，超低出生体重儿，有呻吟，考虑新生儿呼吸窘迫综合征，给予气管插管及固尔苏240mg（3ml）气道注入后转新生儿科进一步诊治。

【实验室检查】血气分析：酸碱度7.205，二氧化碳分压52.9mmHg，氧分压65.7mmHg，实际碳酸氢根20.4mmol/L，剩余碱-8.2mmol/L，红细胞外液碱-7.5mmol/L，标准碳酸氢根18.1mmol/L，血氧饱和度95.9%，血红蛋白204g/L，血细胞比容60%，氧合血红蛋白比率93.9%，阴离子间隙16.1mmol/L，乳酸1.59mmol/L。2020年12月11日血气分析：血糖1.5mmol/L，乳酸1.59mmol/L，入院指血糖4.0mmol/L。

【超声检查】采用法国声科彩色多普勒超声诊断仪，合理设置频率大小，使用高频探头，通常为7.5～10MHz，协助患儿采取俯卧位、侧卧位和仰卧位，探头垂直肋骨全面扫查患儿双侧肺部的相关区域，并以脾区和肝区为透声窗，准确定位膈肌[13]，分区：每侧胸壁以胸骨旁线、腋前线、腋后线及双乳头连线的延长线分为前上、前下、腋上、腋下、后上、后下共12区。对肺底部状况进行深入评估，相关检查应当在患儿睡眠或安静的状态下进行，保存图像，并实施回放测量，观察有无气胸等；再系统扫查扩展至侧胸，观察有无胸腔积液和肺部病变；最后根据患儿病情采用侧卧位或俯卧位检查背部以发现有无胸膜病变及实变影。

仰卧、俯卧扫查：右后上L5区肺内查见几片斑片状实变区，较大范围约3.0mm×2.8mm，其内可见少许点状支气管充气征（图3-18-1）；前方胸膜线增粗模糊，连续性中断，后方可见融合B线（图3-18-2），A线消失。其余区域可见致密B线，肺滑动征存在，CDFI血流信号未见异常。

双侧胸腔目前未见积液。

结论：双肺致密B线伴实变区，符合肺炎声像图改变。

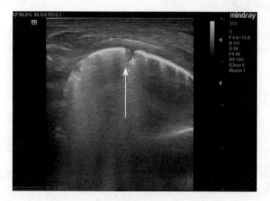

图3-18-1　实变区伴支气管充气征

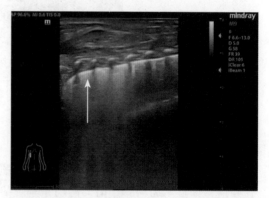

图3-18-2　肺间质综合征（AIS）改变

【其他影像学检查】

1.X线检查　气管插管术后，两肺纹理增重，弥漫性透亮度减低，左侧为著（3-18-3），心影后见支气管充气征。结合病史不除外新生儿呼吸窘迫综合征。

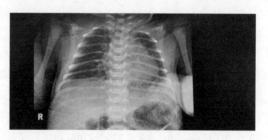

图3-18-3　双肺X线检查

2.CT检查　双肺背侧纹理增多、模糊，双肺下叶间杂条索影，考虑坠积效应、含气不良或伴炎性变（图3-18-4，图3-18-5），请结合临床及相关检查。心脏未见增大。双侧胸腔未见积液。

【小结】新生儿呼吸窘迫综合征（NRDS）是由各种原因引起肺泡表面活性物质缺乏，导致由肺泡壁至终末细支气管壁嗜伊红透明膜形成和肺不张，以至新生儿出生后不久出现以进行性呼吸困难、呻吟、发绀和呼吸衰竭为主要临床表现的严重肺部疾病。

超声表现：①肺实变伴支气管充气征，实变的程度和范围与疾病程度成正比，支气管充气征呈密集的雪花状或斑点状，实变区呈不均质低回声，与周围肺组织易于区分。

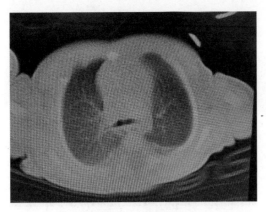
图 3-18-4　双肺 CT

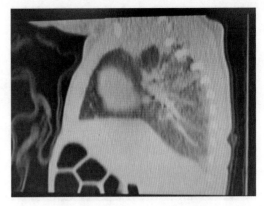
图 3-18-5　肺 CT 矢状位图像

②胸膜线增粗或模糊不清，A 线消失。③多条 B 线融合，非实变区呈 AIS 样改变（当任一扫描区域内有连续 2 个以上肋间隙存在融合 B 线时称为 AIS）。④双肺点：在轻度急性期或重度恢复期可有双肺点。⑤胸腔积液：据报道 15% ～ 20% 的患儿可有不同程度的单侧或双侧胸腔积液，此病例尚未合并胸腔积液。

十九、室管膜下囊肿

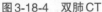

患儿：女婴，新生儿

【主诉】皮肤青紫 21 分钟。

【现病史】患儿系 G3P1，41^{+2} 周于 2020 年 10 月 22 日 08：34 经阴道娩出。1、5、10 分钟 Apgar 评分（新生儿阿普加评分法）：9 分 -10 分 -10 分。出生后体重 3300g，羊水 II 度粪染，无绕颈，出生后反应可，四肢末端发绀，双肺可闻及粗湿啰音，给予清理气道、吸氧保暖等处理后，患儿发绀有所缓解，以"新生儿肺炎"收入住院。

【个人史】出生史：第（3）胎第（1）产，孕 41^{+2} 周，顺产，1、5、10 分钟 Apgar 评分：9 分 -10 分 -10 分。出生体重 3300g，出生时抢救情况：吸氧保暖、清理呼吸道等。

【体格检查】体温：36℃，脉搏：153 次 / 分，呼吸：43 次 / 分，血压：73/49mmHg，体重 3.3kg。

【一般情况】身长 50cm，头围 32cm，胸围 33cm，过脐腹围 31cm，最大腹围 33cm。

头颅：头枕部可扪及 4cm×3cm 大小包块，有波动感，边界清楚，前囟大小约 2.0cm×2.0cm，无凹陷，张力正常，第三囟门未扪及。

【超声检查】床旁超声检查，新生儿颅脑超声。

经前囟及颞部扫查：脑中线结构居中，双侧脑室对称，大小正常，双侧脉络丛外形规则，左侧旁矢状切面丘脑尾状核沟探及两个囊性结节（图 3-19-1），大小分别约 0.7cm×0.4cm、0.6cm×0.4cm，囊液清亮，CDFI 囊性结节未见血流信号（图 3-19-2）。

双侧脑实质未见异常回声，双侧丘脑、基底节、小脑区域未见明显异常。

CDFI：颅内未见异常血流信号。

床旁超声检查提示：左侧室管膜下囊肿，建议随诊。

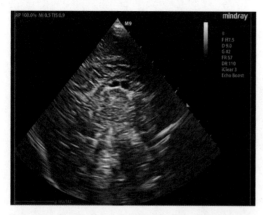

图3-19-1　旁矢状面侧脑前角层面的丘脑
尾状核沟囊性结节

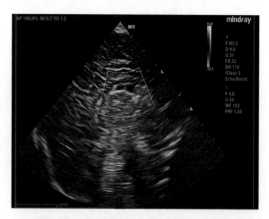

图3-19-2　旁矢状面侧脑前角层面的丘脑
尾状核沟囊性结节的彩色多普勒

【小结】室管膜下囊肿位于脑室室管膜下，是少见的良性囊肿，囊壁薄，囊液清。有关室管膜下囊肿的发病原因，目前多数学者认为与宫内感染密切相关，也可由颅内出血所致。目前一般认为，新生儿室管膜下囊肿是自限性疾病，无明显临床表现，大多数患者出生后囊肿会逐渐缩小、消失。研究表明，直径小于10mm的囊肿多数在1～2个月消失，较大的囊肿在3～4个月消失，98.4%的囊肿在6个月时消失。颅脑超声对筛查新生儿室管膜下囊肿具有重要临床价值，尤其对早产儿、低体重儿、高危新生儿，更应尽早行新生儿颅脑检查。

二十、肛门闭锁

患者：女性　年龄：21岁

【现病史】孕妇平时月经规则，末次月经2020年3月6日，预产期2020年12月11日，停经30余天自测HCG阳性，停经40余天彩超证实宫内早孕，孕期有恶心、反胃等早孕反应，孕早期无腹痛及阴道出血，无有毒有害物质及射线接触史，孕4月余自感胎动至今，孕期医院建卡，定期产检，唐氏综合征筛查低风险，口服葡萄糖耐量试验（OGTT）正常，甲状腺功能（甲功）未见明显异常，停经21周胎儿系统彩超未见明显异常，停经31$^+$周四维彩超提示：晚孕，头位，宫内单活胎，胎儿双肾轻度积水。孕中晚期无头昏眼花，无心悸气紧，无剑突下不适，无恶心呕吐，无全身皮肤瘙痒、双下肢水肿等不适。5天前复查彩超，右肾较左肾轻度积水，左下腹腔局部肠管扩张伴肛门回声改变：不排除肛门闭锁，或其他，建议必要时上级医院针对性检查。停经40^{+5}周，偶有腹痛，无伴阴道流血流液，胎动正常，门诊就诊，以"G2P0 40^{+5}周宫内孕单活胎待产"收入住院，自怀孕以来精神食欲可，睡眠及大小便正常，身高156cm，BMI 19.9kg/m^2，孕期体重增长约10kg。

【既往史】既往体健，2019年4月患葡萄胎，无高血压、糖尿病、心脏病；否认肝炎、结核、伤寒、疟疾、痢疾等传染病史；预防接种史不详；否认手术及重大外伤史；否认输血史；否认食物及药物过敏史。

【一般情况】正力型体型，营养中等，步入病房，自主体位，平静面容，神志清醒，查体合作。

【超声检查】21周胎儿系统彩超未见明显异常，胎儿双肾及肾动脉正常（图3-20-1，图3-20-2）。

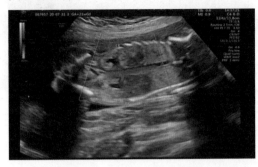

图3-20-1　胎儿21周双肾动脉

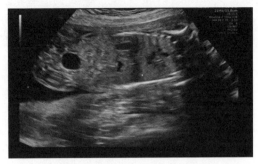

图3-20-2　胎儿21周双肾未见异常

孕31周4天：双肾分离不对称（图3-20-3），左肾6mm，右肾8mm，胎儿孕31周双肾动脉血流正常（图3-20-4），左肾较右肾稍小（图3-20-5），下腹腔肠管稍扩张（图3-20-6）。

停经40周：右肾较左肾缩小，不对称分离（图3-20-7，图3-20-8），右肾分离5mm，左肾分离10mm，建议随访观察；左下腹腔肠管局部增宽（图3-20-9，图3-20-10），较宽约2.4cm，呈"U"形，多系乙状结肠及降结肠（图3-20-11，图3-20-12）；肛门靶环征显示欠满意，直肠黏膜显示不清（图3-20-13～图3-20-18）。

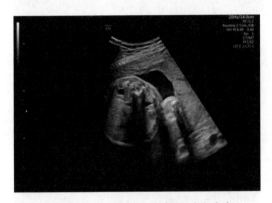

图3-20-3　31周胎儿双肾不对称分离

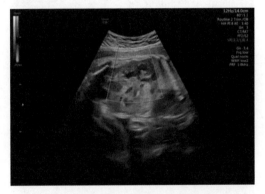

图3-20-4　31周胎儿肾动脉

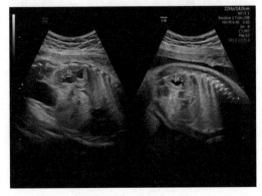

图3-20-5　31周胎儿双肾

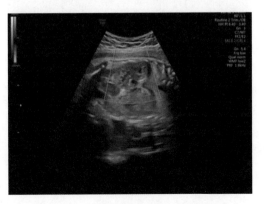

图3-20-6　31周胎儿肾动脉及下腹腔肠管

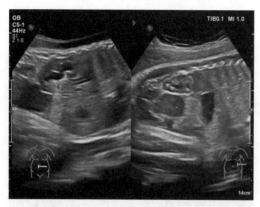

图3-20-7　40周胎儿双肾矢状切面

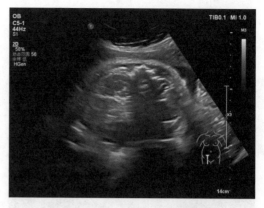

图3-20-8　40周胎儿双肾横断面

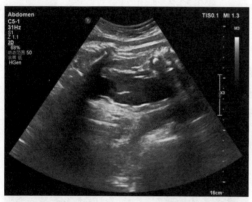

图3-20-9　40周肠管扩张（1）

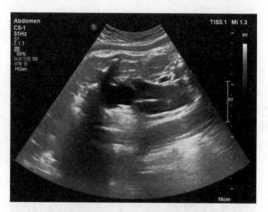

图3-20-10　40周肠管扩张（2）

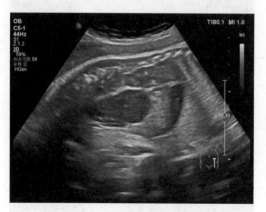

图3-20-11　40周结肠扩张（3）

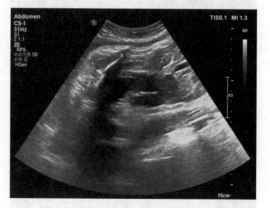

图3-20-12　乙状结肠扩张

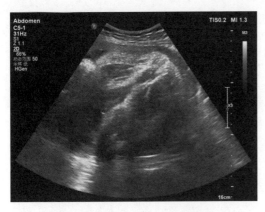

图3-20-13　肛门无"靶环征"

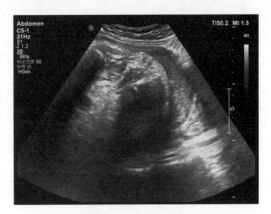

图3-20-14　肌性肛管

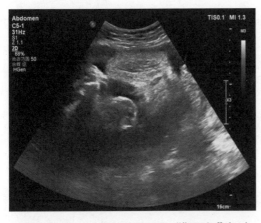

图3-20-15　40周胎儿肛门无"靶环征"（1）

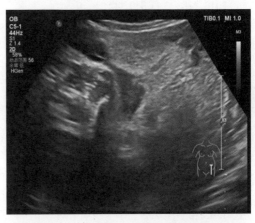

图3-20-16　40周胎儿肛门无"靶环征"（2）

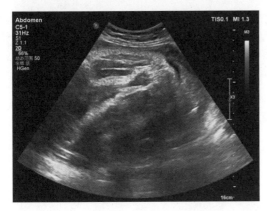

图3-20-17　40周胎儿肛门无"靶环征"（3）

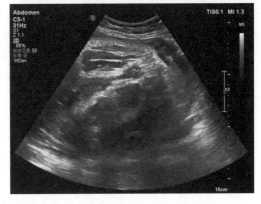

图3-20-18　40周胎儿肛门无"靶环征"（4）

超声诊断：肛门闭锁，右肾缩小，双肾不对称分离。

【术中所见】术前请儿科医师台上会诊，术中见子宫下段形成可，于am11：21ROT位娩出一活男婴，羊水清亮，量约300ml，脐长约35cm，新生儿娩出后立即予以断脐吸黏液，Apgar评分8-9-9分，体重2770g，身长50cm，新生儿无肛门。

【小结】该患儿当时超声检查的重点放在患儿双肾分离不对称上，忽略了一侧肾脏已经缩小，没有因分离不对称，考虑胎儿存在生殖排泄系统有问题的可能。后期重点检查，发现胎儿的肛门闭锁问题。患儿出后生转入上级医院行相关矫正手术，一度认为患儿是独肾，经反复确认产筛期间图片，并经过上级医院的再次检查确认，排除了独肾的诊断，只是一侧肾脏萎缩。

（刘　军　胥卉苹　秦　倩　刘　蓉　张俊清

李　蔚　王燕萍　王　灏　刘　菜　刘　婷　王思敏）

参考文献

［1］陈娇，杨太珠，罗红，等. 彩色多普勒超声诊断卵巢卵泡膜细胞瘤［J］. 中国医学影像技术，2012，28（2）：340-342.

［2］Nocito A L, Sarancone S, Bacchi C, et al. Ovarian thecoma: clinicopathological analysis of 50 cases［J］. Ann Diagn Pathol, 2008, 12（1）: 12-16.

［3］鲁红，俞玎. 妇科超声诊断与鉴别诊断［M］. 北京：人民军医出版社，2012.

［4］汪龙霞，王军燕，张晶，等. 超声引导下介入性治疗155例妇科囊性病变［J］. 中国医学影像学杂志，2003，11（2）：111-112.

［5］陈洪斌. 子宫颈巨大平滑肌瘤26例临床分析［J］. 四川医学，2003，24（8）：782-783.

［6］吴楠，周雷，胡春艳，等. 巨大子宫肌瘤伴玻璃样变性及囊性变性1例［J］. 西北国防医学杂志（Med JNDFNC），2005，26（5）：344.

［7］陈慧，方芳，尹如铁，等. 子宫颈巨大肌瘤变性1例［J］. 华西医学，2006，21（1）：161.

［8］吴肃. 剖宫产术后瘢痕妊娠的超声图像分型与临床诊断价值［J］. 临床合理用药，2012,05（11）：136.

［9］宋玲，龚明，于本英. 经腹及经阴道超声联合应用对剖宫产术切口瘢痕妊娠的诊断价值［J］. 中国超声医学杂志，2010，26（6）：570 -572.

［10］李胜利，陈秀兰，文华轩，等. 血管前置的产前超声筛查与诊断. 中华医学超声杂志（电子版），2011，8（4）：19-22.

［11］李胜利. 胎儿畸形产前超声诊断学［M］. 北京：人民军医出版社，2004：536.

［12］郭艳霞，肖珍，尚宁，等. 血管前置的产前超声诊断［J/CD］. 中华产科急救电子杂志，2015，4（1）：56-60.

［13］李玲玲，付仲，刘俊燕. 肺超声对新生儿呼吸窘迫综合征的诊断价值［J］. 影像研究与医学应用，2020，4（8）：137.

第四章

浅表器官及肌骨神经超声病例及解析

一直以来，浅表软组织及小器官疾病的诊断是临床上的难点。随着医学技术的不断发展和高频超声设备的不断更新迭代，各项超声诊断技术在临床上获得了广泛的应用，明显提升了浅表软组织及小器官肿瘤的诊出率。浅表超声成像具有较高分辨率，可以准确地诊断出病灶的大小、位置及病灶与周围组织之间的关系，对于浅表软组织与小器官肿块的诊断具有明显的优势，具有高敏感性、无创、无辐射且检查方便等优点。

肌骨超声是应用高频超声来诊断肌肉骨骼系统疾病的超声诊断技术，能够清晰地显示肌肉、肌腱、韧带、周围神经等浅表软组织结构及其发生的病变，比如炎症、肿瘤、损伤、畸形引起的结构异常。高频超声对软组织病变的分辨能力，可与磁共振相媲美，它能够精细地分辨肌肉、浅表神经解剖结构，同时具备方便快捷、价格低廉的优势。

在本章中，我们既收录了浅表器官，包括甲状腺、乳腺、腮腺、浅表淋巴结等部位的病例，也收录了多种软组织肿瘤的病例，同时收录了多种肌骨超声病例，包括痛风性关节病变、类风湿关节炎、神经鞘瘤及滑膜软骨瘤等。

一、腮腺多形性腺瘤

患者：男性　年龄：57岁

【现病史】5年前，患者偶然中发现左侧耳面部拇指大小的肿物，未伴瘙痒、疼痛、流血，无耳痛、头晕、头痛不适，患者未重视，未予特殊处理。2年前肿物出现渐进性缓慢长大。

【既往史】19年前于四川省人民医院行"左侧肺部"手术，疑似为肺结核，具体不详；16年前，左侧小腿外伤，于某中医附院行手术治疗（具体不详），术后恢复可；10年前于某医院行"左侧中耳炎"手术；余无特殊。

【一般情况】无特殊。

【超声检查】

超声所见：左侧腮腺下份实质内探及大小约19.7mm×23.3mm的低回声团，边缘模糊，形态不规则，纵横比大于1，内部回声欠均匀，未见明显液化及钙化（图4-1-1），CDFI其内可见较丰富的血流信号（图4-1-2）；左侧腮腺上份实质内还探及数个较大约2.7mm×2.4mm的低回声结节，边缘欠清，形态较规则，CDFI未见明显血流信号；右侧腮腺实质内探及数个较大约3.8mm×3.6mm的低回声结节，边缘欠清，形态欠规则，CDFI未见明显血流信号。

超声提示：

1.左侧腮腺实性占位：性质？

2.双侧腮腺低回声结节。

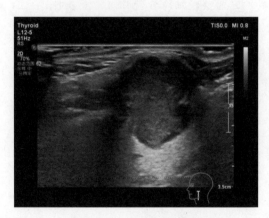

图4-1-1　左侧腮腺内包块

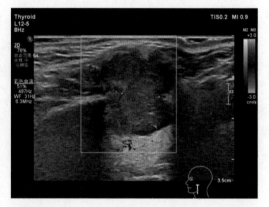

图4-1-2　左侧腮腺内包块内可见较丰富的血流信号

【术中所见】术中见左侧腮腺浅叶一直径约3cm的类圆形包块，质中偏硬，边界清，面神经下颌缘支被压迫位置改变，与包块包膜紧贴。

【病理检查】多形性腺瘤。

【小结】腮腺多形性腺瘤又称腮腺混合瘤。因肿瘤中含有肿瘤性上皮组织、黏液样组织或软骨样组织，组织学形态呈显著的多形性和混合性，故命名为多形性腺瘤或混合瘤。多形性腺瘤是最常见的腮腺良性肿瘤，占腮腺良性肿瘤的70%～80%，多见于40岁左右的中年女性，性别无明显差异，病程较长，生长缓慢，常无意或体检时发现。预后较好，但如切除不彻底，术后易复发，少数可恶变。

二、左侧腮腺结核

患者：女性　年龄：58岁

【现病史】8月余前，患者无明显诱因出现左侧颈部一包块，自觉肿胀无痛，不伴鼻部阻塞、涕中带血；无同侧耳痛、耳溢液、听力下降等不适，于当地求治，给予口服药治疗（具体不详）后，左侧颈部肿胀减轻，但肿物仍较明显，患者未再重视，延至今日到医院门诊求治，门诊以"左侧腮腺肿物"收入住院治疗。自患病以来，患者精神、睡眠、食欲尚可，二便正常，体重无明显变化。

【既往史】发现高血压10年余，一直口服降压药至今；发现高血脂10年余，未正规治疗；发现糖尿病4年余，一直口服降糖药至今，血糖、血压控制尚可，否认心脏病；否认肝炎、结核、伤寒、疟疾、痢疾等传染病史；预防接种史不详；7月余前，曾行"卵巢囊肿切除手术"，现已痊愈；否认外伤史；否认输血史；否认食物及药物过敏史；无新冠肺炎流行病学史。

【一般情况】正力型体型，营养中等，步入病房，自主体位，痛苦病容，神志清醒，查体合作。

【超声检查】左侧腮腺中份实质内探及大小约8mm×7mm低弱回声结节，左侧腮腺下份实质内探及两片极低回声（图4-2-1），大小分别约20mm×12mm和9.3mm×8.3mm，边缘尚清，形态不规则，见宽约3mm低弱回声带交通（图4-2-2，图4-2-3），CDFI周边见点条状血流信号（图4-2-4）；右侧腮腺形态规则，轮廓清晰，实质回声分布均匀，腮腺导管正常，CDFI实质内未探及异常血流信号。左侧腮腺周围颈部Ⅱ区探及数个较大约20mm×8mm低弱回声结节，皮髓质比例失调，皮质增宽，髓质减少（图4-2-5）；右侧腮腺周围颈部Ⅱ区探及较大约28mm×13mm低弱回声结节，未见明显皮髓质分界（图4-2-6）。CDFI：以上低回声结节内可探及较丰富血流信号（图4-2-7，图4-2-8）。

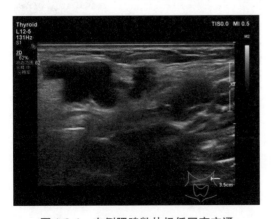

图4-2-1　左侧腮腺数片极低回声交通

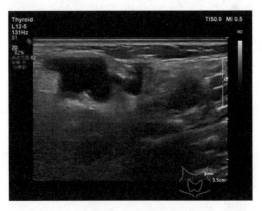

图4-2-2　左侧腮腺片状极低回声间的条状交通带

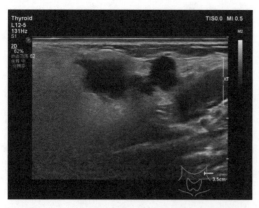

图4-2-3　左侧腮腺片状极低回声间的条状交通

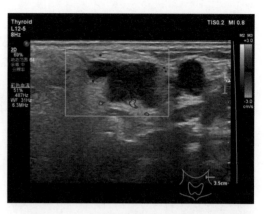

图4-2-4　左侧腮腺极低回声周边点条状血流信号

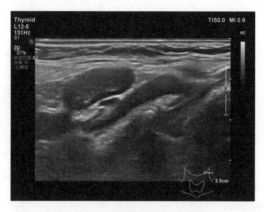

图4-2-5　左侧颈部淋巴结肿大

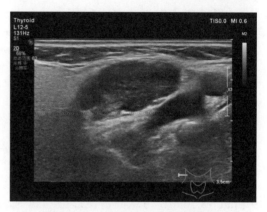

图4-2-6　右侧颈部淋巴结肿大

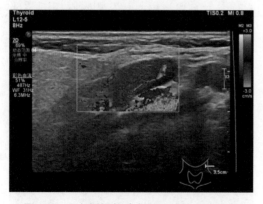

图4-2-7　左侧颈部肿大淋巴结的血流信号

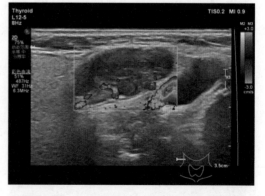

图4-2-8　右侧颈部肿大淋巴结的血流信号

诊断：

1.左侧腮腺多发极低回声占位，性质？建议进一步相关检查。

2.双侧颈部淋巴结肿大。

【其他影像学检查】

CT上、下腹部平扫＋增强＋三维重建：双侧腮腺内多发软组织结节影，边缘较清，大者长径约1.5cm；鼻咽部黏膜不厚，咽旁间隙清晰，声带不厚，梨状隐窝正常；颅底、颈椎未见骨质破坏。

诊断：双侧腮腺多发软组织结节影，性质待定，淋巴结？其他？

【术中所见】左侧腮腺浅叶数个直径约1.0cm的类圆形包块，质中偏软，边界尚清。包块累及腮腺下极。

手术步骤：①全身麻醉满意后，患者仰卧位，头偏健侧，常规消毒铺巾；②耳屏前下绕过耳垂部向后下下颌角方向行弧形切口，切口约8.0cm，切开皮肤、皮下脂肪及肌肉，暴露腮腺浅筋膜，切开后解剖面神经，暴露解剖减压面神经，分离暴露腮腺浅叶及包块，给予切除，切除包块及部分腮腺浅叶送病理检查；③给予皮下缝合，皮肤切口间断缝合，负压吸引引流，手术结束。术中出血约100ml，术后送病房输液治疗。

【病理检查】肉眼所见：灰白、灰黄不整形组织一堆，大小约3.0cm×3.0cm×1.6cm，切面见一灰白肿块，肿块大小约1.5cm×1.4cm×0.8cm，切面灰白、实心、质中。

"左侧腮腺肿物"，淋巴结肉芽肿性炎伴坏死，结核不能除外，建议做TB-PCR检测进一步诊断。

【小结】该患者为中年女性，左侧颈部肿物，自觉肿胀无痛，超声表现回声极低，边缘清楚，形态不规则，呈片状分布，有通道样结构相连，与一般腮腺实性或囊实性占位的占位效应明显不同。炎性病变回声可以液化，所以可以极低，形态上可以有各种表现，特别是通道。

三、甲状腺微小乳头状癌

患者：女性　年龄：59岁

【现病史】10余天前患者体检发现甲状腺结节，结节无红肿疼痛，无发热、畏寒，无咳嗽、咳痰，无恶心、呕吐，无声音嘶哑及饮水呛咳。

【既往史】既往曾行胆囊切除术及子宫切除术，余无特殊。

【超声检查】

甲状腺及淋巴结：对称，形态规则，轮廓清晰，实质回声粗糙，不均匀，呈弥漫性改变；甲状腺双侧叶实质内均探及多个大小不等的低回声结节，左侧叶较大位于下份，大小约6.7mm×5.6mm×4.3mm，形态欠规则，纵横比<1，边缘清晰，内回声不均匀，CDFI其内及周边探及血流信号，右侧叶较大位于中下份，大小约8.5mm×5.8mm×6.0mm，形态不规则，内回声不均匀，探及多枚细点状强回声（图4-3-1，图4-3-2），CDFI其内及周边探及少量血流信号（图4-3-3，图4-3-4）；甲状腺周围未见确切肿大淋巴结。

超声提示：

1.甲状腺右侧叶低回声结节（ACR-TI-RADS 4A类）。

2.甲状腺左侧叶低回声结节（ACR-TI-RADS 3类）。

3.甲状腺实质弥漫性病变：请结合甲状腺功能。

【超声引导下细针穿刺活检】穿刺过程中，结节触感较硬，抽吸时两次堵塞针管，大力推挤注射器从针管喷出少量凝胶样黑色黏稠颗粒（图4-3-5）。

【病理检查】液基细胞学诊断：镜下见大量轻度异型增生的淋巴样细胞，不除外：

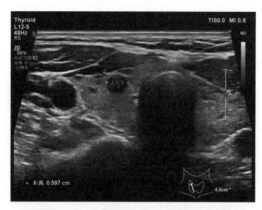

图 4-3-1 甲状腺右侧叶结节横切面

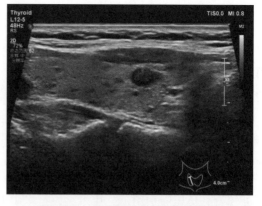

图 4-3-2 甲状腺右侧叶结节纵切面

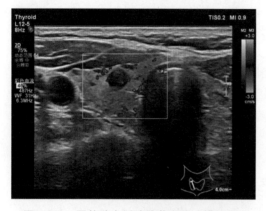

图 4-3-3 甲状腺右侧叶结节血流（横切面）

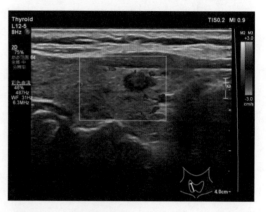

图 4-3-4 甲状腺右侧叶结节血流（纵切面）

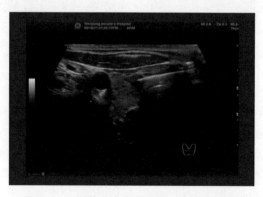

图 4-3-5 甲状腺右侧叶结节细针穿刺活检

①桥本甲状腺炎；②淋巴造血系统肿瘤。建议结合临床，必要时做粗针穿刺或者完整切除送检并做免疫组化。

【术中所见】手术中发现甲状腺右侧叶一个大小约0.8cm×0.8cm×0.8cm的实性结节，质地韧、边界尚清、形态较规则、活动度欠佳，右侧中央区可见数个直径0.3～0.5cm的淋巴结染色。

【病理检查】术中冷冻病理检查示"右侧甲状腺及峡部"：桥本甲状腺炎，另见一囊肿样结节伴玻璃样变和炎细胞浸润及多核巨细胞反应。冻后组织及冰剩，"右侧甲状腺及峡部"：临床缝线处结节镜下为纤维组织增生伴玻璃样变及囊性变、钙化，可见陈旧性出血、含铁血黄素沉积，背景为桥本甲状腺炎，在淋巴滤泡内见多灶性微小乳头状癌。

【小结】该结节超声表现非常符合ACR-TI-RADS 4A类，第一印象考虑甲状腺乳头状癌，但是在超声引导下细针穿刺出的凝胶样黏稠黑色颗粒又更倾向于结节性甲状腺肿内部玻璃样变、纤维组织增生以及钙化，初次细针穿刺病理诊断并未发现乳头状癌征象，仅初步诊断桥本甲状腺炎，淋巴造血系统肿瘤不能除外。术后冻后组织及冰剩提示桥本甲状腺炎，在淋巴滤泡内见多灶性微小乳头状癌。综上，细针穿刺活检有其局限性，在做超声引导下细针穿刺活检之前必须告知患者细针穿刺的局限性，并签署知情同意书。

四、结节性甲状腺伴囊性变假乳头

患者：女性　年龄：49岁

【现病史】患者诉1年余前无意间发现左侧颈部包块，行相关检查后考虑甲状腺囊肿，行穿刺抽液术，术后包块消失，1月余前患者再次出现左侧颈部包块，包块无红肿疼痛，无发热、畏寒，无咳嗽、咳痰，无恶心、呕吐，无声音嘶哑、饮水呛咳。

【既往史】【一般情况】均无特殊。

【超声检查】

超声所见：甲状腺左侧叶偏大，轮廓清晰，左侧叶实质内探及大小约56mm×36mm×25mm的囊实性团块（图4-4-1），边界清，囊液不清亮，囊内壁探及数片大小不等的稍强回声灶突向囊内，CDFI该稍强回声灶探及短条状血流信号（图4-4-2）；右侧叶实质回声均匀，未见明显结节声像图，CDFI实质内未见异常血流信号。甲状腺周围未见确切肿大淋巴结。

超声提示：甲状腺左侧叶偏大伴囊实性团块（ACR-TI-RADS 4A类）。

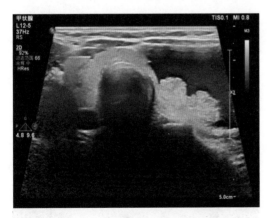

图4-4-1　甲状腺左侧叶结节短轴

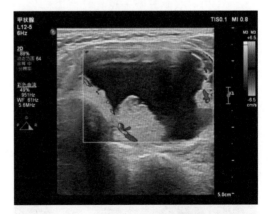

图4-4-2　甲状腺左侧叶结节血流信号

【术中所见】手术中发现甲状腺左侧叶一个囊实性肿块，大小约60mm×60mm×50mm，质地韧、边界清楚、形态较规则、活动度可。

【病理检查】"左侧甲状腺及峡部"：结节性甲状腺伴囊性变假乳头形成。

【小结】甲状腺结节中囊实性结节占外科切除标本的18%～35%[1]，这一部分结节囊性变多由良性结节退变所致，但是也有部分为恶性，占囊实性结节的5.2%[2]。2009年Lee[3]等研究认为：实性成分＞50%、实性成分偏心分布、实性成分可见微钙化等征象需要考虑恶性。2010年Kim[2]研究认为：实性成分偏心分布，实性成分成角、微钙化、大分叶，或者游离缘不规则都是可疑恶性征象。Choi[4]等研究认为游离缘不规则，可能更能显示这类病变的病理基础，由于实性成分位于囊内，难以形成假包膜，可能更容易形成这样的生长模式。

五、乳腺黏液癌

患者：女性　年龄：39岁

【现病史】入院前5年，患者无明显诱因发现右侧乳腺包块，包块无红肿、疼痛，患者未予以重视，包块持续存在，自觉包块逐渐增大，遂于当地医院行乳腺片检查：右乳稍偏外上方肿物，BI-RADS 4A类，考虑纤维腺瘤可能，其他待排，请结合超声及临床考虑；双乳增生可能，BI-RADS 2级。现为行进一步治疗，遂来就诊。自患病以来患者精神尚可，乳头未见明显溢液。大小便无异常，食欲尚可，体重未见明显减轻。

【既往史】2009年于当地医院行剖宫产手术，2008年于当地医院行右乳包块切除术；既往体健，无肝炎、结核等病史，无糖尿病、冠心病、高血压等病史，无输血史，无药物过敏史，预防接种史不详。

【一般情况】无特殊。

【超声检查】乳腺及淋巴结：皮肤回声清晰，右侧乳腺9～10点钟乳头旁探及大小约48.0mm×29.0mm×50.0mm的囊实性团块，边缘清楚，形态稍欠规则，内部回声强弱不均匀，纵横比＜1，见实性回声与液性暗区相间杂（图4-5-1～图4-5-3）。CDFI：该囊实性团块未见明显血流信号（图4-5-4）。

CDFI：双侧乳腺未见异常血流信号。

双侧腋窝未见肿大淋巴结。

结论：右侧乳腺囊实性占位（ACR-BI-RADS 3类），纤维腺瘤伴液化变性，出血？或其他。

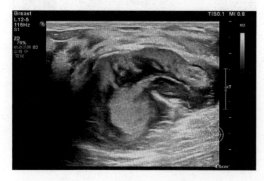

图4-5-1　右乳囊实性团块（1）

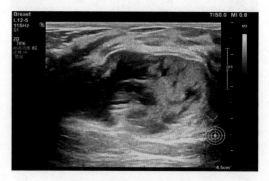

图4-5-2　右乳囊实性团块（2）

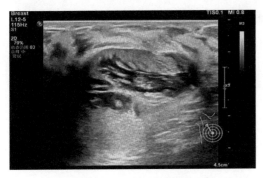

图4-5-3　右乳囊实性团块（3）

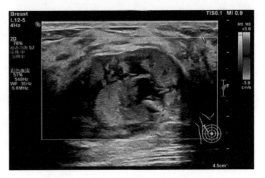

图4-5-4　右乳囊实性团块血流

【其他影像学检查】外院乳腺片：右乳稍偏外上方肿物，BI-RADS 4A类，考虑纤维腺瘤可能，其他待排，请结合超声及临床考虑；双乳增生可能，BI-RADS 2级。

【术中所见】右侧乳腺外上象限乳头附近见一大小约6.0cm×5.0cm×5.0cm包块，呈灰白色，活动度可、质韧、边界清楚，包块与多根乳腺导管相通，导管内可见血性液体，挤压包块乳头可见红色血性液体溢出，术后剖视标本，包块内见棕红色血性黏稠胶冻状液体。切下组织送冷冻病理检查，术中冷冻病理诊断结果提示："右乳包块"考虑为黏液性囊肿性病变，黏液湖内漂浮成簇轻度异型上皮组织，黏液腺癌不能完全除外，待石蜡广泛取材后确定。最终结果以常规石蜡切片报告为准。术中出血约10ml。

【病理检查】灰白灰黄不整形组织一块，大小约5.0cm×3.5cm×1.8cm，切面呈囊性，内含褐色胶冻样物，内壁光滑。

免疫组化表型：CK5/6（-），ER（90%＋），PR（60%＋），Her2（-），WT-1（＋），MUC-2（＋），Villin（＋），P53（10%＋），Calponin（-），GCDFP-15（部分＋），GATA3（＋），CD34（-），D2-40（-），S-100（-），Ki-67阳性率10%。根据免疫组化和形态学特点，符合"右乳包块"乳腺黏液癌。

【小结】乳腺黏液癌也称黏液样癌或胶样癌，是原发于乳腺的一种很少见的特殊类型乳腺癌，占所有乳腺癌的1%～3%。乳腺黏液癌通常生长缓慢，转移较少见。多数黏液癌患者的首发症状是发现可以推动的乳腺包块，触诊为软至中等硬度。临床诊断中，黏液癌常因超声影像不典型而容易导致误诊。病理特征及分型：黏液癌可分为单纯型和混合型。根据Rasmussen等的标准，黏液癌内有25%以上的实质区漂浮在丰富的细胞外黏液内，黏液至少占整个肿瘤的1/3，如果肿瘤合并其他类型的乳腺癌，并且黏液癌成分占1/3以上称为混合型黏液癌。乳腺黏液癌病理表现为大量细胞外黏液中漂浮有实性团状、条索状、腺管状、筛状等结构癌组织灶，癌细胞大小相似，异型性明显，核分裂象易见。

典型黏液癌具有凝胶样外观，似胶冻状，伴有突出的、清楚的边界，可推动；肿瘤缺乏真正的包膜；一般认为囊性变在体积较大的病例中出现。

混合型黏液癌多表现为边界不清或边缘不局限等一些典型的恶性征象，不易与浸润性导管癌或浸润性小叶癌等鉴别。大部分乳腺黏液癌表现为肿瘤后方的回声增强，这与多数良性肿瘤的后方回声相同，因此也容易被误诊；但混合型黏液癌与单纯型黏液癌相比，较多表现为肿瘤后方的回声衰减，这也是不同类型黏液癌的差别之一。

在肿瘤内部血管性方面,混合型黏液癌更多表现为丰富血供(Adler 3 级)。

由于黏液癌的预后优于其他组织学类型,因此及时发现并尽早治疗,可获得较好的治疗效果。但是乳腺黏液癌发病率较低,临床上病程较长,癌灶多发生在乳腺的周边部位,且内部含有一定的黏液,边界清晰,故触诊时常因其边界清楚、有韧质感而被归为良性病变或被忽视,尤其单纯型乳腺黏液癌,更易被误诊为良性病变。

早期的乳腺黏液癌采用手术切除术及辅助化疗,预后较好,特别是单纯型乳腺黏液癌预后明显好于混合型,混合型的预后更取决于非黏液癌成分。

六、微乳头型乳腺癌

患者:女性　年龄:57岁

【主诉】发现右乳包块1周。

【现病史】患者诉1周前无意间触及右乳包块,约蚕豆大小,包块无红肿,乳房无疼痛,乳头无溢液,于成都市某医院就诊,行乳腺彩超检查发现右乳结节(彩超检查示:右侧乳腺低回声结节BI-RADS 4B类),于医院门诊就诊,建议住院手术治疗,门诊遂以"右侧乳房结节"收入院住院治疗。余无特殊。

【既往史】既往行痔疮手术,余无特殊。

【体格检查】体温:36.3℃,脉搏:71次/分,呼吸:20次/分,血压:136/89mmHg。

【一般情况】无特殊。

【超声检查】超声所见:皮肤回声清晰,双侧乳腺腺体层局限性增厚,回声减低,欠均匀,右侧乳腺9~10点钟距乳头约5cm处探及大小约11.0mm×15.0mm的低回声结节(图4-6-1),形态不规则,纵横比>1,CDFI其内探及粗大紊乱2级血流信号(图4-6-2),呈动脉频谱,RI 0.72(图4-6-3),弹性成像显示该结节硬度值较高(图4-6-4);左侧乳腺未见确切占位。双侧乳腺腺体层内未见扩张的导管回声;乳腺后间隙未见异常回声。

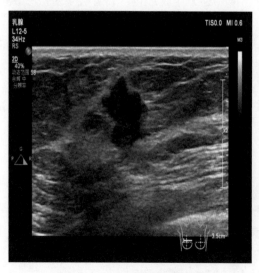

图4-6-1　右侧乳腺低回声结节

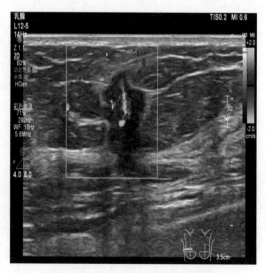

图4-6-2　结节内粗大紊乱血流

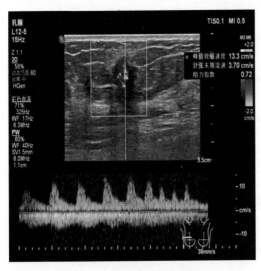

图4-6-3 结节内动脉频谱

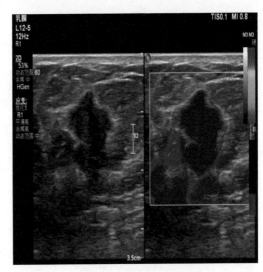

图4-6-4 结节弹性成像

CDFI：双侧乳腺未见异常血流信号。

双侧腋窝未见肿大淋巴结。

超声提示：右侧乳腺低回声结节（ACR-BI-RADS 4C类）。

【钼靶检查】描述：双侧乳腺呈不均匀致密类（C类）。

右乳外上象限见一不规则肿块影，最大径约1.2cm，呈分叶状，边缘毛刺。双侧腋下淋巴结显示，形态、大小、密度未见明显异常。双乳对称，皮肤未见增厚，乳头未见明显凹陷。

结论：右乳外上象限肿块影，考虑BI-RADS 4C类。

【手术名称】右侧乳腺癌改良根治术＋右侧腋窝淋巴结清扫术＋右侧胸大肌肌筋膜组织瓣成形术。

【手术经过】术中见：右侧乳腺10点钟方向距乳头5cm处见大小约1.5cm×1.0cm×1.0cm的实性包块，该包块边界不清、质硬、活动度差，包块与胸壁无明显粘连，牵拉皮肤。术中冷冻切片诊断，"右乳象限组织"：浸润性乳腺癌。右侧腋窝可见数枚淋巴结，直径0.3～1.0cm，未见淋巴结融合，边界较清楚，形态规则。

【病理检查】右乳象限组织免疫组化结果：3号切片Calponin（肌上皮-），CK20（-），CK5/6（-），CK7（＋），E-cad（膜＋），ER（90%＋），GATA-3（＋），Her2（-），Ki-67（20%～30%＋），P120（大部分为浆膜＋），P63（肌上皮-），PCK（＋），PR（90%＋），EMA（＋）。根据免疫组化及形态学特点，"右乳象限组织"病理诊断为微乳头型乳腺癌。

【小结】本病例总结如下：①中、老年女性；②低回声实性肿块；③边界不清，边缘不光整，成角、毛刺，无包膜；④纵横比＞1；⑤肿块周边高回声反应带（恶性晕征）；⑥肿块内血流信号丰富，有新生血管形成；⑦弹性成像质硬。

七、右侧腋窝包块

患者：男性　年龄：87岁

【现病史】2个月前患者无明显诱因出现活动后乏力，无胸闷及胸痛，无咳嗽咳痰，无腹痛、腹泻、黑便，无血尿、泡沫尿、少尿，无畏寒、寒战及发热，无光过敏、口腔溃疡，无皮疹、脱发，无雷诺现象，无头晕、头痛，无恶心、呕吐、呕血等不适。

1周前上述症状加重，右侧腋窝下出现一包块，质硬，轻压痛，遂于医院门诊就诊，查血常规血红蛋白59g/L。故于医院就诊，门诊以"重度贫血"收入院。自患病以来，患者食欲、精神欠佳，大小便正常，体重有所减轻，具体不详。

【既往史】否认高血压、糖尿病、心脏病；否认肝炎、结核、伤寒、疟疾、痢疾等传染病史；预防接种史不详；否认外伤、手术史；否认输血史；否认药物及食物过敏史；无新冠肺炎流行病学史。

【一般情况】消瘦体型，营养不良，扶入病房，自主体位，贫血貌，神志清醒，查体合作。

【超声检查】见图4-7-1～图4-7-6。右侧腋窝患者所述"包块"处探查，该处皮肤及皮下组织内探及大小约16mm×19mm的低弱回声结节，边界不清，形态不规则，内部回声不均匀（图4-7-1，图4-7-3，图4-7-5），CDFI其内可见较丰富的点条状血流信号（图4-7-2，图4-7-4，图4-7-6）。

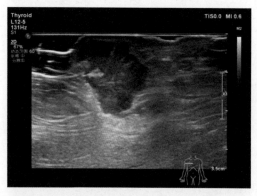

图4-7-1　右侧腋窝皮肤及皮下组织实性占位（1）

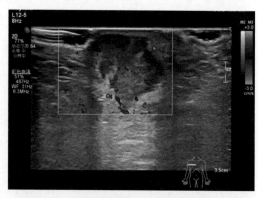

图4-7-2　右侧腋窝实性占位的血流信号（1）

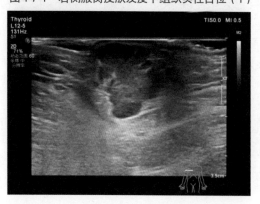

图4-7-3　右侧腋窝皮肤及皮下组织实性占位（2）

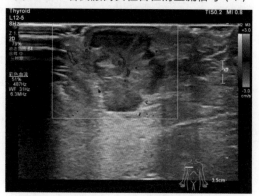

图4-7-4　右侧腋窝实性占位的血流信号（2）

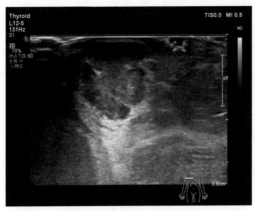
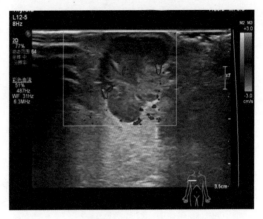

图4-7-5 右侧腋窝皮肤及皮下组织实性占位（3） 图4-7-6 右侧腋窝实性占位的血流信号（3）

超声诊断：右侧腋窝皮肤及皮下组织实性占位：转移？或其他。

【其他影像学检查】

CT上、下腹部平扫＋增强＋三维重建：结肠肝曲肠壁不均匀增厚，最厚约2.6cm，累及范围超过8.5cm，增强扫描呈不均匀明显强化，相应肠腔狭窄，周围脂肪间隙模糊，病灶紧贴十二指肠。

CT诊断：结肠肝曲癌，邻近十二指肠可疑受累。

【术中所见】家属放弃。

【病理检查】细胞学诊断。

"右侧腋窝包块"细针穿刺：肿瘤性病变，多系转移癌，建议做细胞蜡块免疫组化。

【小结】老年男性，腋窝发现包块，有肿瘤病史，除了淋巴结肿大，也可以是皮下转移肿块。

八、软组织肉瘤

患者：男性　年龄：25岁

【现病史】入院前半年，患者出现右侧肩部隐痛不适，活动后加重，休息后好转，无活动障碍，无感觉异常，无心慌胸闷，无咳嗽咳痰，无咯血，一直未特殊处理。近期患者自觉疼痛加重，故来院就诊，门诊行相关检查后以"肺结节、右侧肱骨病变"收住院治疗。自患病以来，患者神志清楚，精神可，饮食、睡眠良好，大小便正常，近期体重无明显变化。

【既往史】【一般情况】均无特殊。

【超声检查】

腋窝淋巴结：右侧腋窝探及数个大小不等的低回声团（图4-8-1，图4-8-2），较大约54.9mm×24.2mm×24.1mm，边界清楚，形态规则，CDFI其内可见丰富的点条状血流信号（图4-8-3，图4-8-4）；右侧肱二头肌内探及大小约21.0mm×10.6mm×18.3mm的低回声团（图4-8-5），边界较清，形态欠规则，CDFI其内可见丰富的血流信号（图4-8-6）。右侧三角肌内探及一个13.9mm×11.9mm的低回声团，边界较清，形态较规则，内

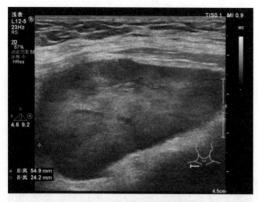

图4-8-1　腋窝淋巴结（1）

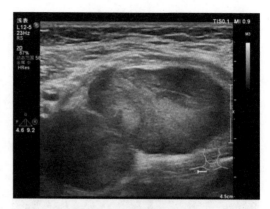

图4-8-2　腋窝淋巴结（2）

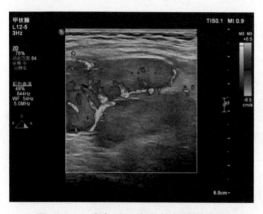

图4-8-3　腋窝淋巴结彩色多普勒血流

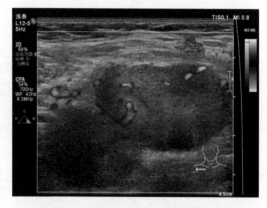

图4-8-4　腋窝淋巴结能量多普勒血流

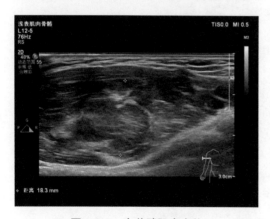

图4-8-5　右前臂肌内占位

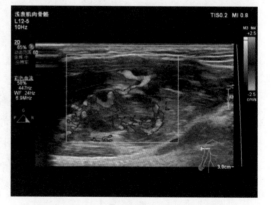

图4-8-6　右前臂肌内占位彩色血流

部回声不均，CDFI其内可见丰富的血流信号。

　　超声提示：

　　1.右侧腋窝低回声团，肿大淋巴结？或其他？

　　2.右侧前臂肌内多发实性占位，性质？

　　【其他影像学检查】见图4-8-7～图4-8-10。

　　上、下腹部及盆腔平扫＋增强＋三维重建，胸部平扫＋增强＋三维重建：右肱骨上段内前缘骨质破坏并周围大小约7.1cm×9.4cm巨大软组织肿块影（图4-8-10），邻近腋窝另见结节状软组织影并部分融合，增强扫描呈明显强化；双肺散在分布多发大小不一结节影，较大者横径约3.3cm，增强扫描呈不均匀明显强化（图4-8-7，图4-8-8）；肝包膜完整，右肝前下段可见一横径约3.0cm稍低密度结节影（图4-8-9），增强扫描呈环形强化。

　　诊断：右肱骨上段恶性骨肿瘤（骨肉瘤？其他？）伴右侧腋窝淋巴结转移、多发肺转移，肝转移可能性大。

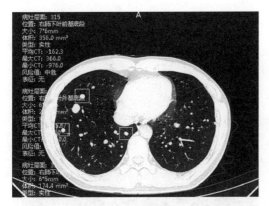

图4-8-7　双肺结节（1）

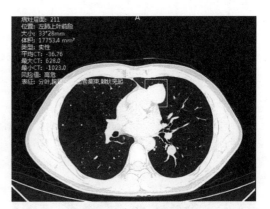

图4-8-8　双肺结节（2）

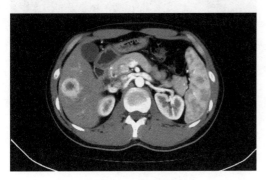

图4-8-9　肝脏结节

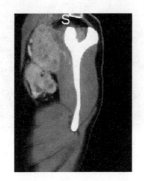

图4-8-10　右肱骨上段肿块

　　【超声引导下粗针穿刺活检】巴德14g×10cm活检针于右侧腋窝进针，进针深度约2.0cm，取出3条不完整红色组织条。

　　【病理检查】"右腋窝包块粗针穿刺标本"：肿瘤，可见血管分隔瘤细胞成巢，首先考虑腺泡状软组织肉瘤，需做免疫组化进一步诊断。

　　【免疫组化】结合形态学和免疫表型初步考虑"右腋窝淋巴结粗针穿刺"腺泡状软组织肉瘤，建议切除送检，必要时做*TFE-3*基因检测。

　　【出院诊断】软组织肉瘤伴腋窝淋巴结、肝、肺、骨转移（Ⅳ期）。

　　【小结】淋巴结肿大原因多种多样，超声扫查发现淋巴结肿大应多注意询问病史，并结合淋巴结肿大的超声表现综合分析。常见病因：①感染，如细菌、病毒、结核、立克次体等；②肿瘤，如淋巴瘤、各型白血病、浆细胞肿瘤、肿瘤转移等；③反应性增生，如坏死性增生性淋巴结病、血清病及血清病样反应、变应性亚败血症、系统性红斑狼疮、风湿病等；④细胞增生代谢异常，如朗格汉斯细胞组织细胞增生症、脂质沉积病、结节病等。

九、软组织结核

患者：女性　年龄：35岁

【现病史】发现右耳后包块1个月。

【既往史】【一般情况】均无特殊。

【超声检查】见图4-9-1～图4-9-4。

颈部淋巴结：双侧颈部V区均探及数个淋巴结回声，部分呈串珠样改变，皮髓质分界欠清，皮质增宽，髓质减少，左侧其中一个大小约10.3mm×6.1mm，右侧其中一个大小约19.6mm×9.6mm（图4-9-3），CDFI内见门样血流信号。

此外，右侧耳后临床扪及"包块"处扫查，皮下探及大小约16.2mm×6.4mm的低弱回声结节，其内暗区欠清亮，可见细密弱回声漂浮（图4-9-1，图4-9-2），CDFI内部及周边可见血流信号（图4-9-4）。

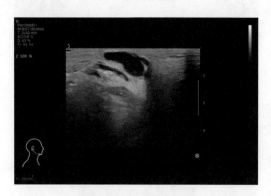

图4-9-1　右侧耳后结节

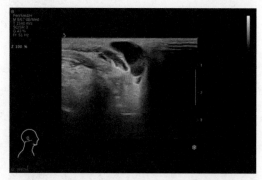

图4-9-2　右侧耳后结节内细密弱回声

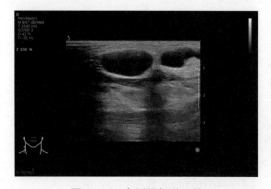

图4-9-3　右侧颈部淋巴结

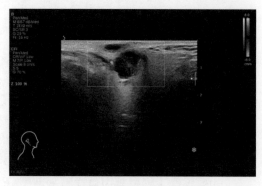

图4-9-4　耳后结节彩色血流

诊断：

1.右侧耳后皮下低弱回声结节。

2.双侧颈部Ⅴ区淋巴结增大。

【术中所见】灰白褐色不均质组织一堆，大小约2.0cm×1.0cm×0.6cm。

【病理检查】术中冷冻病理诊断提示肉芽肿型炎伴干酪样坏死，考虑为结核。

【小结】颈部淋巴结结核多以颈部包块为首发症状，且临床症状常不典型，易出现误诊、漏诊而延误。虽然该病例因触及耳后包块就诊，但双侧颈部淋巴结均表现为串珠样改变，因此我们在工作中应多询问患者相关病史，结合超声征象与病史来做出相应诊断。

十、猫抓性淋巴结炎

患者：女性　年龄：66岁

【既往史】【一般情况】均无特殊。

【超声检查】

超声所见：左上臂内后侧近肘关节局部皮下增厚，回声增强，内见裂隙样液性暗带，范围约70mm×56mm×28mm，边界不清，其内可见两个低回声结节（图4-10-1～图4-10-3），较大者约23mm×14mm，CDFI结节内探及较丰富门样血流信号（图4-10-4）。

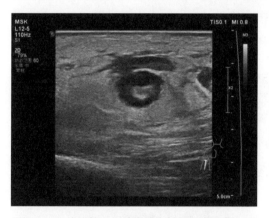

图4-10-1　皮下软组织肿胀伴内部低回声结节（1）

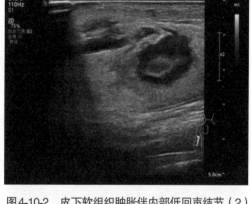

图4-10-2　皮下软组织肿胀伴内部低回声结节（2）

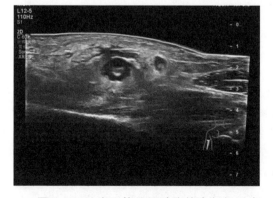

图4-10-3　皮下软组织肿胀伴内部低回声结节（宽景成像）

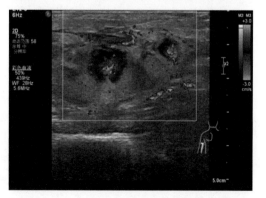

图4-10-4　低回声结节内可见门样血流信号

超声提示：

1.左上臂皮下组织肿胀。

2.左上臂皮下组织肿胀处低回声结节——考虑淋巴结。

【术中所见】麻醉生效后，患者平卧位，常规消毒铺单，做左肘后纵行切口约5cm，切开皮肤、皮下、筋膜，探查见左肘后炎性包块形成，周围粘连重，尺神经周围粘连明显，包块内可见约15ml脓液形成，黄色，黏稠，脓肿壁较厚，粘连，分隔。手术彻底切除炎性包块，用大量过氧化氢及生理盐水冲洗，松解粘连肌腱，VSD引流。任意皮瓣成形，包扎。术中出血约10ml，补液500ml。

【病理检查】"左肘部炎性包块"：肉芽肿性炎伴坏死，多核巨细胞反应，可见微脓肿，考虑猫抓性淋巴结炎。

【小结】

1.猫抓病性淋巴结炎超声表现

（1）二维超声：①位置：与猫接触身体部位近端浅表淋巴结肿大。②大小形态：直径大小为1～4cm不等；呈椭圆形、类圆形，包膜清晰规整。③回声：呈低回声，内部见裂隙样无回声分布，为扩张小血管分支。当淋巴结体积较大时，淋巴结髓质范围增大呈高回声，整个淋巴结呈"靶环样"改变。④伴发征象：肿大淋巴结周边见卫星样小淋巴结，此外周边组织回声正常。

（2）彩色多普勒超声：典型表现为一条粗大血管沿淋巴门进入中央然后向四周放射状散开，呈"火球样"改变。

2.猫抓病性淋巴结炎诊断思维要点

（1）被猫抓伤、咬伤后或者密切接触后出现近端浅表淋巴结肿大为主要特征。

（2）咬伤侧肘窝、腋窝及锁骨上多个区域淋巴结同时肿大更具特点。

（3）在抓伤近端部位出现淋巴结肿大，彩色多普勒超声检查出现典型淋巴门型血供（淋巴门及外部滋养血管均扩张显示）改变者要高度考虑本病。

十一、腹壁子宫内膜异位症

患者：女性　年龄：36岁

【现病史】月经前期及月经期腹壁切口区包块增大伴疼痛。

【既往史】剖宫产术后半年于下腹部切口区处出现一小结节，并逐渐增大，月经期伴随疼痛。

【一般情况】均无特殊。

【超声检查】下腹部切口区皮下脂肪层及肌肉浅层内探及大小约3.3cm×1.8cm×2.8cm低回声团，边界不清，形态不规则（图4-11-1），大致呈椭圆形，内部回声不均匀，可见点状稍强回声，其后方回声无明显变化（图4-11-2），CDFI团块内及周边未见明显血流信号（图4-11-3，图4-11-4）。

超声提示：切口区皮下低回声团，考虑子宫内膜异位。

【小结】腹壁子宫内膜异位症，多由剖宫产等手术时子宫内膜碎片散落于腹壁切口并种植于其中所致。主要表现为腹壁切口区可扪及硬结或肿块，绝大多数与月经周期密

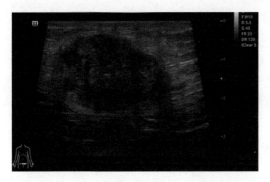

图4-11-1　包块形态不规则，边界欠清

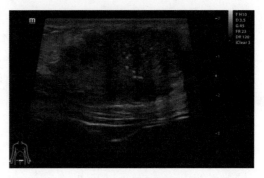

图4-11-2　包块大致呈椭圆形，内部回声不均匀，可见点状稍强回声

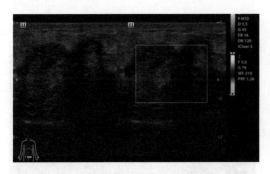

图4-11-3　团块内及周边未见明显血流信号（1）

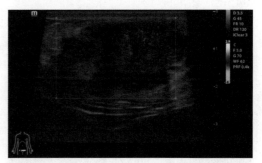

图4-11-4　团块内及周边未见明显血流信号（2）

切相关，经前及月经期间肿块增大，疼痛加重，月经后疼痛缓解。

超声特点：腹壁切口区皮下脂肪层内和（或）肌层内可探及边界不清、形态不规则、内部回声不均匀的低回声结节，其大小及内部回声可随月经周期不同而变化。彩色多普勒超声显示其内无明显血流信号。

【鉴别诊断】

1.腹壁血肿　多有外伤史，该区域皮肤呈现瘀青等改变，超声检查内部回声多表现为囊性回声。

2.韧带样纤维瘤　女性多见，常见于腹壁，多呈无痛性缓慢增大，形态不规则，但并无随月经周期疼痛、肿大缩小等症状。

3.恶性肿瘤腹壁转移灶　一般有恶性肿瘤病史，可有较快增长，可有疼痛，但并无随月经周期疼痛、肿大缩小等症状。

十二、骶尾部梭形细胞瘤

患者：女性　年龄：35岁

【现病史】入院20年前，患者无明显诱因发现骶尾部肿物，高出皮肤，质软，无疼痛瘙痒，无破溃流脓，患者未予重视。10天前患者自诉骶尾部肿物增大，大小约3cm×3cm，高出皮肤，质软，伴局部疼痛，无瘙痒，无破溃流脓，无恶寒发热，自行至当地医院行药物外敷（具体药物不详），症状无缓解，今为进一步检查诊治，遂来医院。自患病至今，纳眠可，大小便正常，无明显消瘦。近期体重增加3kg。

【既往史】10年前诊断为"梅尼埃病（美尼尔综合征）"，目前病情稳定。5年前诊断为"高血压病"，口服药物不详。5年前诊断为"糖尿病"，无口服药物，饮食控制，自诉控制尚可。5年前诊断为"肺癌晚期"，接受药物靶向治疗，目前无症状。对"元胡止痛片"过敏。

【一般情况】无特殊。

【超声检查】

体表包块：骶尾部皮下软组织内探及大小约26mm×6mm×23mm的混合回声灶，边界清晰，形态尚规则，内部回声不均质（图4-12-1），CDFI未见明显血流信号（图4-12-2～图4-12-4）。

诊断：骶尾部皮下软组织内混合回声灶。

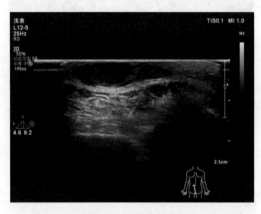

图4-12-1　骶尾部包块

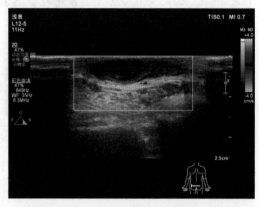

图4-12-2　骶尾部包块彩色血流（1）

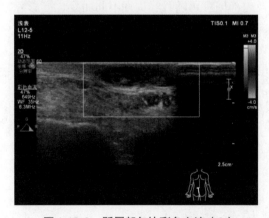

图4-12-3　骶尾部包块彩色血流（2）

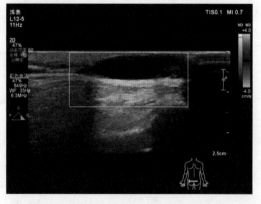

图4-12-4　骶尾部包块彩色血流（3）

【术中所见】骶尾部可见高出皮肤约3cm×3cm类圆形包块，质软，边界线稍清晰，无红肿，无破溃流脓。

【病理检查】术中冷冻病理诊断提示梭形细胞肿瘤。

【小结】骶尾部包块多以骶尾部滑囊炎、藏毛窦等多见，结合患者有肺癌病史，可能会误以为是转移所致。浅表包块在没有典型的超声表现的情况下本就不易诊断，骶尾部梭形细胞肿瘤虽然少见，但诊断思维不应局限于常见疾病。

十三、神经鞘瘤伴囊性变

患者：男性　年龄：56岁

【现病史】患者2年前无意发现右手拇指有一黄豆样大小包块，边界清楚、活动度可，表面无红肿，无溃烂，患者未引起重视，未经任何治疗，包块逐渐增大，大小约2cm×2cm，无疼痛，无红肿，门诊以"右手拇指软组织肿瘤"收入院治疗。自患病以来患者精神可，未进食，小便正常，大便未解。

【既往史】否认高血压、糖尿病、心脏病；否认肝炎、结核、伤寒、疟疾、痢疾等传染病史；预防接种史不详；否认手术史；否认输血；否认食物及药物过敏史。

【一般情况】正力型体型，营养中等，步入病房，自主体位，平静面容，神志清醒，查体合作。

【超声检查】右手掌背侧偏桡侧缘皮下探及大小约19.0mm×9.5mm的不均质稍低回声结节（图4-13-1），内部以低回声为主，间杂大小不等的液性暗区，CDFI探及条状血流信号，为动脉频谱（图4-13-2）。

右手掌背侧偏桡侧缘皮下囊实性占位：神经源性肿瘤？纤维瘤？或其他。

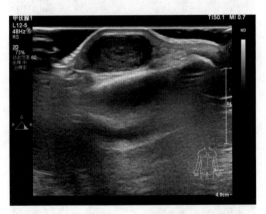 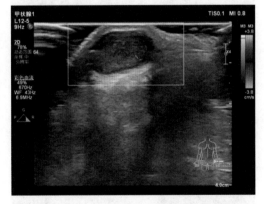

图4-13-1　右手掌背侧偏桡侧缘囊实性占位　　　　图4-13-2　右手掌背侧偏桡侧缘囊实性占位血流信号

【术中所见】麻醉成功后，患者取仰卧位，常规消毒铺巾。沿右手拇指包块原切口入路，依次切开皮肤、皮下组织及筋膜，暴露包块，见：右手拇指有一大小约2cm×2cm包块，边界清楚，活动度一般，内含肉芽组织。松解周围神经及肌腱，完整顺利切除包块，用大量生理盐水冲洗切口，逐层缝合切口。手术顺利，术中出血约2ml，术后安返病房，予以补液等对症输液治疗。

【病理检查】"右手拇指软组织肿瘤"：神经鞘瘤伴囊性变。

【小结】手背神经鞘瘤可见液化坏死。

十四、神经鞘瘤

患者：女性　年龄：55岁

【现病史】左侧眶缘肿物，双眼睑无红肿，结膜轻度充血，睑结膜未见结石突起，角膜透明，前房适中，AR（-），KP（-）。左眼上方眶缘触及一圆形肿物，活动度大。

【超声检查】左眼眶内侧探及大小约19mm×11mm×11mm的低回声结节，边界清，形态规则，质软，呈椭圆形，内部回声欠均匀（图4-14-1，图4-14-2），CDFI结节内未见明显血流信号（图4-14-3，图4-14-4）。

诊断：左眼眶低回声结节，表皮样囊肿？其他待排。

【术中所见】术中见左眼眶结节（图4-14-5，图4-14-6）。

【病理检查】"左眼眶肿物"：肿瘤性病变，考虑神经鞘瘤。请结合免疫组化。

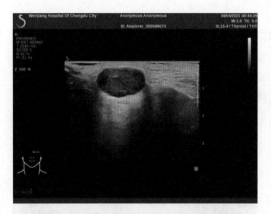

图4-14-1　左眼眶低回声结节（横切图）

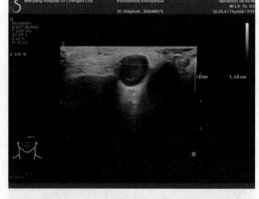

图4-14-2　左眼眶低回声结节（纵切图）

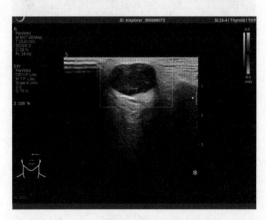

图4-14-3　左眼眶低回声结节血流（1）

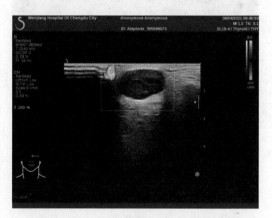

图4-14-4　左眼眶低回声结节血流（2）

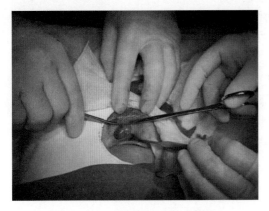

图 4-14-5　左眼眶术中结节图像

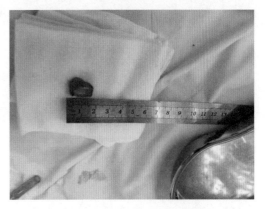

图 4-14-6　左眼眶术后结节标本

十五、纤维腺瘤

患者：女性　年龄：25岁

【现病史】患者诉3年前无意间触及左侧乳房包块，乳房无红肿、疼痛不适，乳头无溢液，患者自起病以来，精神、睡眠、饮食可，大小便正常，体重无明显变化。

【既往史】【一般情况】均无特殊。

【超声检查】

超声所见：左侧乳腺11至7点钟位置探及一片范围约160mm×24mm低回声团（图4-15-1），边缘较清晰，形态规则，呈平行生长，CDFI其内可见点条状血流信号（图4-15-2）。

超声提示：左侧乳腺低回声团（ACR-BI-RADS 3类），巨纤维瘤？叶状肿瘤？或其他。

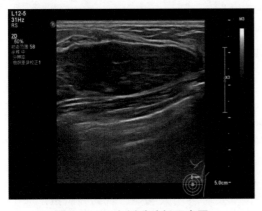

图 4-15-1　左侧乳腺低回声团

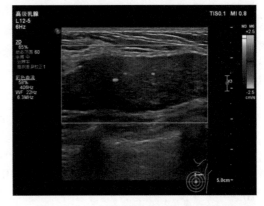

图 4-15-2　左侧乳腺低回声团可见点状血流信号

【超声引导下粗针穿刺活检】穿刺前无明显相关穿刺禁忌证，于2021年6月行超声引导下团块组织活检术。穿刺前认真仔细交代相关情况及术后注意事项：

1.常规消毒铺巾后，用2%利多卡因注射液3.0ml对穿刺部局部浸润性麻醉，麻醉显效后，使用一次性活检针（型号NS 16/10）在超声引导下经左侧乳腺穿刺，取出组织3条组织。

2.穿刺中无明显出血，穿刺中及穿刺后患者无不良反应。

3.穿刺后有任何不适请及时通知管床医师。

穿刺病检："左侧乳腺包块"穿刺，符合腺病。

【术中所见】术中见左乳11至7点范围内可见一大小约20.0cm×18.0cm×2.0cm包块，质软、边界清楚、活动度可（图4-15-3，图4-15-4）；左侧乳房包块较深，下表面达胸大肌表面。

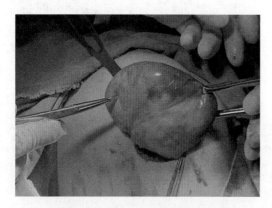
图4-15-3　术中切除的完整包块

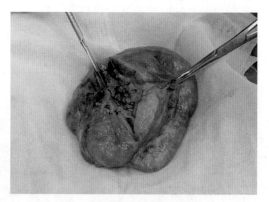
图4-15-4　术后切除的包块

【病理检查】"左乳包块"：纤维腺瘤。

【小结】乳腺纤维腺瘤是女性最多见的良性肿瘤，可以发生在任何年龄，尤其以20岁左右的未婚女性多见。

乳腺纤维腺瘤典型的超声表现：①边界清晰。②边缘光整。③多有完整包膜。④大部分肿块呈椭圆形或类圆形，部分呈大分叶。⑤纵横比小于1。⑥部分包膜回声较强时，可有侧壁声影。⑦肿块后方回声增强。⑧部分肿块内可出现粗大的钙化。⑨CDFI：纤维腺瘤血流信号多不丰富，一般无血流信号或仅见星点状、棒状血流信号。⑩频谱多普勒：一般动脉血流阻力指数＜0.70。

十六、外毛根鞘囊肿

患者：女性　年龄：67岁

【现病史】10余年前患者无明显诱因出现右侧头皮肿物，初较小，无疼痛及触痛。10余年来头皮肿物缓慢变大，1年前无明显诱因头皮肿物增大明显，现约"鸽蛋"大小（图4-16-1），无局部发红、发热、疼痛，无咳嗽、咳痰，无头痛、胸痛、咳嗽，否认近期体重下降，未曾诊治，今为手术治疗来院，门诊拟"头皮肿物"收入院。自起病以来，患者精神、睡眠、饮食、大小便均正常，体重无减轻。

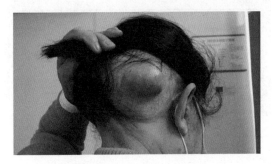

图 4-16-1　右侧头皮肿物

【既往史】【一般情况】均无特殊。

【超声检查】右侧头部皮下探及大小约 31.7mm×21.5mm 的囊实性回声团（图 4-16-2），边界清，形态规则，内部回声不均匀，以囊性为主，囊性部分透声差，形态不规则，内部实性部分内可见较多点状强回声（图 4-16-3）。CDFI：该团块内未见明显血流信号（图 4-16-4）。弹性成像肿块边缘硬度值增加，中央硬度值不高（图 4-16-5）。

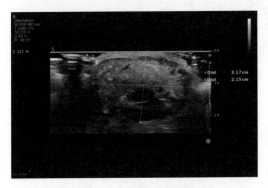

图 4-16-2　右侧头皮肿物测值

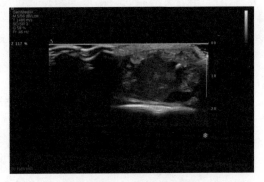

图 4-16-3　右侧头皮肿物

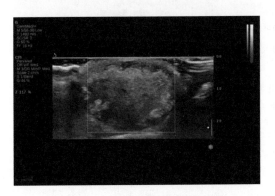

图 4-16-4　右侧头皮肿物彩色血流

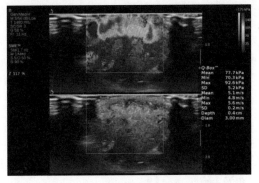

图 4-16-5　右侧头皮肿物弹性成像

超声提示：右侧头部皮下囊实性回声团。

【术中所见】术中见肿物大小 4cm×3cm，位于真皮下，附着于皮肤，灰白色包膜，包膜完整，质软，呈不规则椭圆形，囊性，与深部组织无粘连，肿物内为白色豆腐渣样物，伴部分黏稠恶臭液（图 4-16-6）。

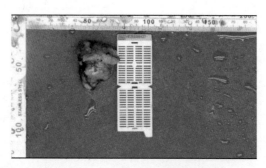

图4-16-6 右侧头皮肿物切除标本

【病理检查】"右颞部头皮肿物"：外毛根鞘囊肿。

【小结】外毛根鞘囊肿较表皮样囊肿少见（发病率为5%～10%），中老年女性多见，女性发病率远高于男性，好发于头皮（约90%），通常为单发，有家族史者常多发。在超声上，外毛根鞘囊肿表现为真皮和皮下软组织层的低-无回声结节，外形大多为椭圆形，边界清，内部回声可较均匀，常可见点状、片状强回声钙化灶；CDFI结节内部无血流信号，但合并感染时，结节周边往往可见血流信号环绕。

十七、左侧胸锁关节包块

患者：男性　年龄：59岁

【现病史】入院前1年，患者发现左侧胸锁关节处有一包块，未予以特殊处理，后包块进一步长大，患者为求诊治遂来就诊，门诊以"左侧胸锁关节包块"收入院。自患病以来，患者一般情况可，大小便未见异常，体重未见减轻。

【既往史】否认高血压、糖尿病、心脏病；否认肝炎、结核、伤寒、疟疾、痢疾等传染病史；预防接种史不详；否认手术外伤史；否认输血史；否认食物及药物过敏史。

【一般情况】正力型体型，营养中等，步入病房，自主体位，平静面容，神志清醒，查体合作。

【超声检查】

超声描述：左侧胸锁关节滑膜未见明显增厚，滑囊未见明显积液（图4-17-1），血流未见增多（图4-17-2）；胸锁关节左侧缘锁骨表面肌肉末端外侧缘探及大小约19mm×11mm的不均质稍低回声结节（图4-17-3），边界清楚，形态规则，内部回声不均匀，内见小暗区及点状强回声分布，CDFI结节内见丰富的血流信号（图4-17-4，图4-17-5），为低速高阻动脉频谱（图4-17-6），该团块与锁骨分界清楚，与肌肉分界欠清。

超声诊断：左侧胸锁关节左侧缘锁骨表面肌肉末端外侧缘不均质实性结节。

【其他影像学检查】放射：左锁骨骨质未见确切异常。

【术中所见】待麻醉满意后，俯卧位，常规消毒铺巾，选择左侧胸锁关节包块上切口，切口长约5.0cm，逐层切开皮肤、皮下及筋膜达包块处，包块位于肌层内，有完整包膜，大小约2.0cm×3.0cm，活动度可，与周围软组织及肌腱粘连，用止血钳将粘连

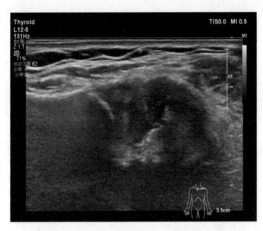

图 4-17-1　左侧胸锁关节滑囊未见异常

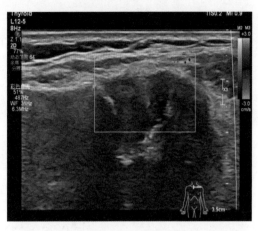

图 4-17-2　左侧胸锁关节滑囊血流未见增多

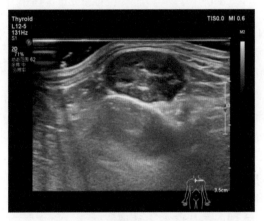

图 4-17-3　左侧胸锁关节左侧缘不均质实性结节

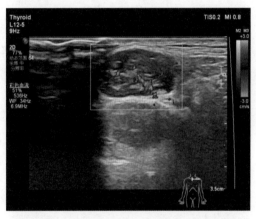

图 4-17-4　不均质实性结节内丰富的血流信号

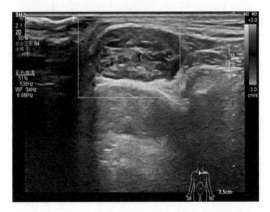

图 4-17-5　左侧胸锁关节左侧缘不均质实性结节

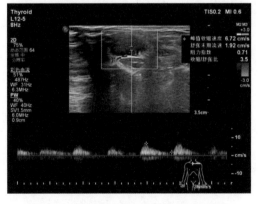

图 4-17-6　结节内血流信号为动脉频谱

软组织及肌腱分离，然后将包块完整切除，用大量生理盐水冲洗伤口，先行任意皮瓣成形，再逐层缝合切口，纱布敷料加压包扎。

【病理检查】

"左侧胸锁关节包块"：结节状组织一个，大小约2.0cm×1.7cm×1.5cm，表面光滑，切面灰白囊实性。病理诊断为梭形细胞肿瘤，建议做免疫组化协助诊断。

免疫表型：Bcl-2（＋），CD10（＋），CD117（灶＋），CD34（＋），CD99（＋），EMA（上皮样区域＋），Ki-67（2%～3%＋），PCK（上皮样区域＋），S-100（灶＋），SMA（＋）。根据免疫组化及形态学特点，"左侧胸锁关节包块"：考虑为异位胸腺错构瘤，孤立性纤维性肿瘤和滑膜肉瘤待排，建议必要时做基因检测。

【小结】该患者包块位于胸锁关节周围，但与锁骨及胸锁关节分界清晰，该处为胸腺常见位置附近，所以发生异位胸腺可能性存在。

十八、跟腱局限性积液

患者：男性   年龄：48岁

【现病史】入院前2余年患者无明显诱因出现双膝关节及腰部疼痛，未予重视，后逐渐出现双踝、双膝、足跟疼痛，伴活动后颈腰部疼痛，有紧绷感，偶有头晕、四肢酸胀不适，无晨僵，无间歇性跛行，无腹痛呕吐，无肉眼血尿，无尿频、尿急、尿痛，无畏寒发热，无皮疹，无脱发、光过敏，无雷诺现象，患者未予重视及正规诊疗。1个月前左膝、左踝、足跟疼痛加重，伴腰部及髋部疼痛不适。现为进一步诊疗来院就诊，门诊以"关节炎待诊"收入院。自起病来，患者精神及进食尚可，睡眠差，大小便通畅，体重无明显变化。

【既往史】既往有颈椎病、腰椎病史，间断有头晕不适。曾因车祸致头颅外伤，于外院行手术治疗（具体不详），1年多前因外伤致左膝关节损伤，于当地医院行清创缝合治疗（具体不详）。否认高血压、糖尿病、心脏病；否认肝炎、结核、伤寒、疟疾、痢疾等传染病史；预防接种史不详；否认手术外伤史；否认输血史；否认食物及药物过敏史；否认新冠肺炎流行病学史。

【一般情况】正力型体型，营养中等，步入病房，自主体位，平静面容，神志清醒，查体合作。

【超声检查】左足跟腱内探及大小约12.0mm×2.7mm×3.6mm液性暗区；左足跟骨后滑囊探及最大径约5.5mm液性暗带（图4-18-1～图4-18-4）。

诊断：

1.左足跟腱局限性积液：损伤？或其他。

2.左足跟骨后滑囊积液Ⅲ级。

【小结】该患者有痛风病史，跟腱局部回声改变，患者一再否认外伤史，炎性导致可能性存在。

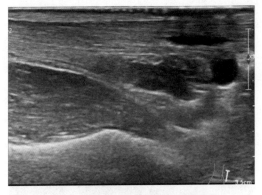

图 4-18-1　左侧跟腱内及跟骨后滑囊积液（1）

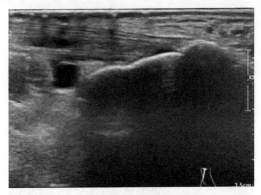

图 4-18-2　左侧跟腱内及跟骨后滑囊积液（2）

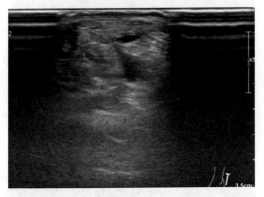

图 4-18-3　左侧跟腱内及跟骨后滑囊积液
（横断面 1）

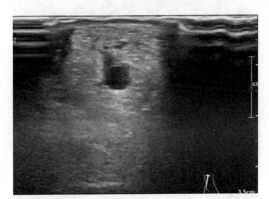

图 4-18-4　左侧跟腱内及跟骨后滑囊积液
（横断面 2）

十九、跟腱断裂复旧不良

　　患者：女性　　年龄：39 岁

　　【现病史】1 个多月前在家中行走时左足后跟不慎被玻璃碎片划伤，伤后感左后跟疼痛出血，自行包扎止血，伤口愈合可；1 周前感左足跟疼痛无力，在门诊就诊行彩超检查提示左侧跟腱部分断裂，收入院进一步治疗。病程中，患者精神可，饮食、睡眠正常，大小便正常，体重无明显变化。

　　【既往史】否认高血压、糖尿病、心脏病；否认肝炎、结核、伤寒、疟疾、痢疾等传染病史；预防接种史不详；否认手术外伤史；否认输血史；否认食物及药物过敏史。

　　【一般情况】正力型体型，营养中等，步入病房，自主体位，平静面容，神志清醒，查体合作。

　　【超声检查】左足跟腱局部增粗，回声减低不均匀，范围约 26.0mm×8.4mm×17.0mm，内见较多片状不规则增强回声分布，后方伴声影（图 4-19-1～图 4-19-3），CDFI 未见明显异常血流信号（图 4-19-4）。

　　诊断：左足跟腱局部增粗，回声减低伴钙化灶：损伤伴钙化性跟腱炎？复旧不良或其他。

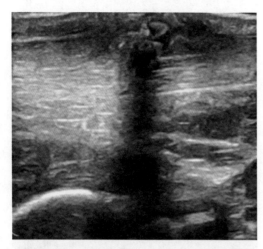

图4-19-1　左足跟腱增粗伴不均质钙化灶（1）

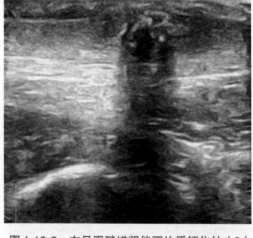

图4-19-2　左足跟腱增粗伴不均质钙化灶（2）

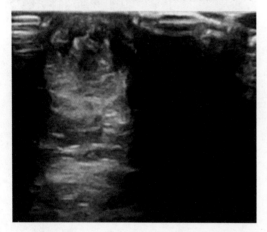

图4-19-3　左足跟腱增粗伴不均质钙化灶
（横断面）

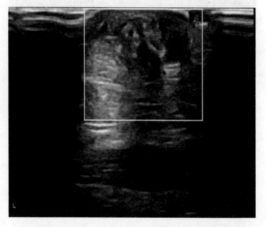

图4-19-4　左足跟腱增粗伴不均质钙化灶
（横断面）血流信号

【术中所见】

1.麻醉满意后，俯卧位，左下肢常规消毒铺巾。

2.以左跟腱损伤处为中心做一长约5cm纵行皮肤切口，逐层暴露，术中见跟腱部分断裂，断端与周围组织粘连严重。

3.松解粘连肌腱，肌腱线缝合断裂肌腱。

4.冲洗切口，行皮瓣成形，缝合切口。

5.无菌敷料包扎固定。

【小结】跟腱断裂处理不及时很容易造成慢性炎症钙化，复旧不良，影响功能。

附：篮球运动员运动损伤跟腱完全断裂

【超声检查】左足跟腱回声中断（图4-19-5），最短间距约16mm（图4-19-6），CDFI未见明显异常血流信号。

诊断：左足跟腱断裂。

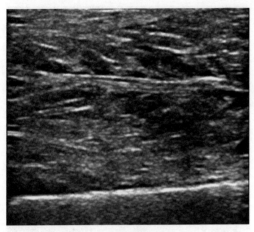

图4-19-5　左足跟腱中断不连续

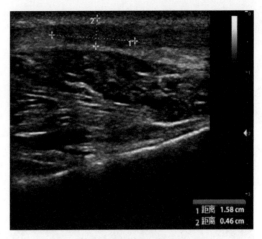

图4-19-6　左足跟腱断端范围

二十、类风湿关节炎

患者：女性　年龄：81岁

【现病史】入院前10年余患者无明显诱因出现右足第一跖趾关节肿痛，呈持续性锐痛，疼痛迅速达到高峰，严重时活动明显受限，无畏寒、发热，无胸闷、胸痛，无潮热、盗汗，无面部皮疹、晨僵，无脱发、光过敏，无雷诺现象，无夜间腰背痛等不适，在外院就诊予以口服镇痛药物等（具体不详）治疗后好转，之后上述症状反复发作，加重，逐渐累及双踝关节、双手掌指及指尖关节，并有痛风石形成，每次自行在私人药店购药治疗（具体不详）。3天前患者饮酒后诱发双足趾关节红肿疼痛，皮温升高，持续性锐痛，伴反酸、烧心，活动受限，无畏寒、发热，无恶心、呕吐，无腹痛、腹泻、黑便不适，院外治疗效果欠佳，今日急诊送入本院，急诊科以"痛风性关节炎"收入院。自起病以来，患者精神及进食较差，睡眠欠佳，大小便通畅，体重改变不详。

【既往史】既往有反酸、烧心症状，有慢性咳嗽、咳痰病史10年余。否认高血压、糖尿病、心脏病；否认肝炎、结核、伤寒、疟疾、痢疾等传染病史；预防接种史不详；20年前曾行阑尾炎切除术，否认外伤史；否认输血史；否认食物及药物过敏史；无新冠肺炎流行病学史。

【一般情况】正力型体型，营养中等，轮椅送入病房，自主体位，急性痛苦面容，神志清醒，语言清晰，查体合作。

【超声检查】见图4-20-1～图4-20-6。双腕背侧缘滑膜增厚，以桡侧缘增厚明显（图4-20-1，图4-20-3），较厚处约9mm，回声减低不均匀，内见细小点状强回声，CDFI：其内探及较丰富的血流信号（图4-20-2，图4-20-4）。左肘肘前滑囊探及最大径约7mm的液性暗区，液体不清亮（图4-20-5），CDFI：液性暗区内未探及血流信号（图4-20-6）。

诊断：双腕背侧缘滑膜增厚Ⅲ级，血流Ⅱ级；左肘肘前滑囊积液Ⅲ级。

【实验室检查】门诊血细胞分析＋CRP：白细胞计数$10.11×10^9$/L，红细胞计数

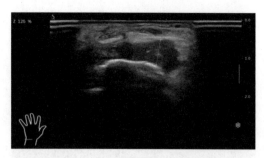

图 4-20-1　左腕背侧缘滑膜增厚

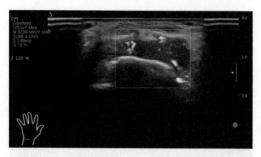

图 4-20-2　左腕背侧缘增厚滑膜血流信号丰富

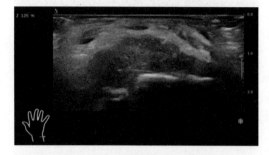

图 4-20-3　右腕背侧缘滑膜增厚

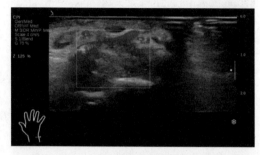

图 4-20-4　右腕背侧缘滑膜增厚血流信号丰富

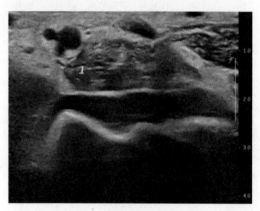

图 4-20-5　左肘前滑囊积液

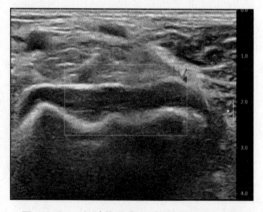

图 4-20-6　左肘前滑囊积液无明显血流信号

$3.22×10^{12}$/L，血红蛋白 115g/L，中性粒细胞百分数 70.0%，C 反应蛋白 45.02mg/L，超敏 C 反应蛋白＞5mg/L。

【小结】高频超声对关节滑膜增厚和滑囊积液很敏感，能早期发现病变。

二十一、左侧髂窝卡斯特曼（Castlman）病

患儿：男性　年龄：3 岁

【现病史】因腹痛于儿科看病。

【既往史】否认高血压、糖尿病、心脏病等慢性病史；否认肝炎、结核等传染病史；否认手术及外伤史；否认食物及药物过敏史；无输血史；预防接种按计划进行。

【一般情况】发育良好，营养正常，神志清楚，体位自动，痛苦貌，查体合作。

【超声检查】左侧髂总动脉左侧缘腹膜后探及大小约26mm×20mm×30mm稍低回声结节（图4-21-1），边缘清，形态规则，内部回声不均匀，似见条状稍高回声分布，与肠道可见分界，与后方肌肉可见分界，与部分髂总动脉外侧管壁分界不清。CDFI：结节内探及较丰富的血流信号（图4-21-2）。

　　诊断：左侧髂总动脉左侧缘实性占位：间质瘤？血管平滑肌瘤？或其他。

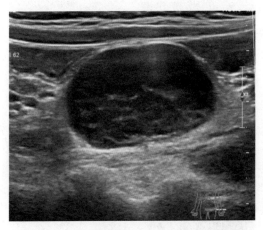

图4-21-1　左侧髂窝实性结节（内呈网格状）

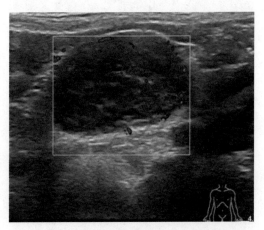

图4-21-2　左侧髂窝实性结节内血流信号丰富

【病理检查】单发局灶性Castlman病。

【小结】卡斯特曼病临床称为Castleman病，又称巨大淋巴结增生症或血管滤泡性淋巴结增生症。该病病因不明，可能与病毒感染等因素有关，分局灶型与多中心型两型，局灶型一般仅表现为胸部、颈部及腹部等部位单发淋巴结肿大，无全身症状，可手术切除，预后较多中心型好。多中心型不仅表现为多个部位淋巴结肿大，还可能伴发发热、肝脾大等临床症状，如果累及范围少，也可手术切除，术后辅以放疗、化疗，也可通过自体造血干细胞移植进行治疗。

二十二、小腿神经鞘瘤

　　患儿：男性　　年龄：13岁

【现病史】入院前5年余，患者发现右小腿前侧有一包块，未予以特殊处理，为求诊治来院就诊，门诊以"右小腿前侧包块"收入院。自患病以来，患者一般情况可，大小便未见异常，体重未见减轻。

【既往史】否认高血压、糖尿病、心脏病；否认肝炎、结核、伤寒、疟疾、痢疾等传染病史；预防接种史不详；否认手术外伤史；否认输血史；否认食物及药物过敏史。

【一般情况】正力型体型，营养中等，步入病房，自主体位，平静面容，神志清醒，查体合作。

【超声检查】见图4-22-1～图4-22-6。

右侧小腿肌肉：右小腿胫骨前肌内查见大小约37mm×18mm×25mm的不均质稍低回声团（图4-22-1，图4-22-3，图4-22-5），前方邻近肌肉筋膜下，后方肌肉受压，其内以实性回声为主，间杂不规则液性暗区，不均质实性占位远端呈鼠尾（图4-22-2）；CDFI见条状血流信号（图4-22-4，图4-22-6）。

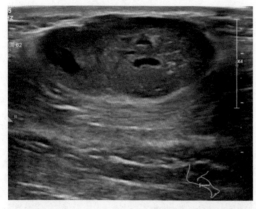

图4-22-1　右小腿胫骨前肌内不均质实性占位（1）

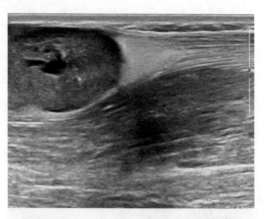

图4-22-2　不均质实性占位远端呈鼠尾

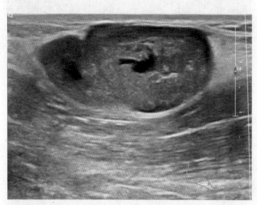

图4-22-3　右小腿胫骨前肌内不均质实性占位（2）

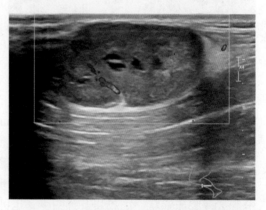

图4-22-4　不均质实性占位内条状血流信号

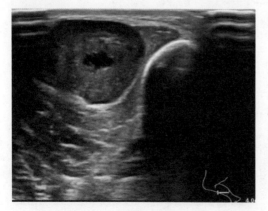

图4-22-5　右小腿胫骨前肌内不均质实性占位（3）（短轴）

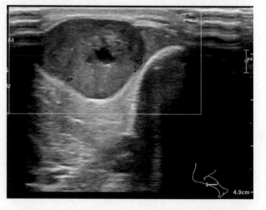

图4-22-6　不均质实性占位短轴内血流信号

诊断：右小腿胫骨前肌内不均质实性占位：神经源性肿瘤？建议结合临床。

【术中所见】待麻醉满意后，俯卧位，常规消毒铺巾，选择右小腿前侧上切口，切口长约6.0cm，逐层切开皮肤、皮下及筋膜达包块处，包块位于肌层内，有完整包膜，大小约3.0cm×3.0cm，活动度可，与周围软组织及肌腱粘连，内为纤维组织，用止血钳将粘连软组织及肌腱分离，然后完整地将包块切除，用大量生理盐水冲洗伤口，先行任意皮瓣成形，再逐层缝合切口，纱布敷料加压包扎。

【病理检查】肉眼所见："右小腿前侧包块"，灰白不整形组织一个，大小约3.8cm×3.0cm×1.8cm，切面灰白、囊实性，表面光滑，另见少许组织呈囊壁样。

【病理检查】"右小腿前侧包块"，神经鞘瘤。

【小结】小腿肌内及肌间囊实性占位，边缘清楚，两端或一侧有"鼠尾"，都要想到神经鞘瘤的可能，该肿瘤特别容易液化囊性变。其一端强回声尾状感存在，但未仔细分辨该处神经主支走行。

二十三、关节痛风

患者：男性　年龄：68岁

【现病史】30年前患者无明显诱因出现左足第一趾跖关节肿痛，疼痛迅速达到高峰，呈持续性锐痛，伴局部皮肤发红，行走困难，予以对症镇痛治疗后可缓解，间歇期无症状，无畏寒、发热，无晨僵，无口干、眼干，无反复口腔溃疡，无雷诺现象，无光过敏，无面部皮疹，无咳嗽、咳痰等不适，上述症状反复发作，逐渐累及双足第一趾跖关节、双踝、双膝、双手、双腕、双肘等多个关节，并于10年前于双足、双手出现多个大小不等质硬包块，院外就诊考虑痛风，未正规诊治，具体经过不详。1个月前患者无明显诱因出现足关节肿痛，于当地医院住院治疗20余天效果差，口服非布司他40mg，每天1次降尿酸，时有反酸、烧心，具体诊治经过不详，无畏寒、发热，无咳嗽、咳痰，无胸闷、胸痛，无腹痛、腹泻，无晨僵，无反复口腔溃疡等不适，现为求进一步诊治就诊，门诊以"痛风、高血压"收入院。自起病以来，患者精神及进食可，睡眠一般，大小便通畅，体重无明显变化。

【既往史】既往有血压升高病史，具体不详。否认糖尿病、心脏病；否认肝炎、结核、伤寒、疟疾、痢疾等传染病史；预防接种史不详；10年前因肾结石行手术治疗，具体经过不详。否认外伤史；否认输血史；否认食物及药物过敏史；否认新冠肺炎流行病学史。

【一般情况】正力型体型，营养中等，轮椅推入病房，自主体位，急性面容，神志清醒，查体合作。

【超声检查】见图4-23-1～图4-23-12。

关节软骨厚薄不均，关节软骨面回声增强（图4-23-1），呈"双边"征；内、外侧滑囊、髌前皮下囊均见厚薄不均匀的强回声堆积（图4-23-2），较厚处约12mm，CDFI未见明显血流信号；内外侧支持带不显示，内外侧副韧带周围见片状强回声堆积，较厚处约10mm（图4-23-3，图4-23-4），股四头肌腱、髌腱增粗，内见大小不等的强回声堆积，较厚处约11mm。

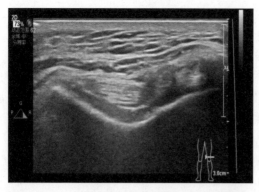

图 4-23-1　左膝痛风石及软骨面局部回声增强

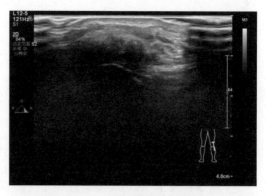

图 4-23-2　左膝髌前皮下囊痛风石

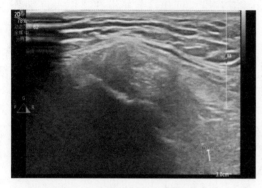

图 4-23-3　左膝内侧副韧带周围痛风石

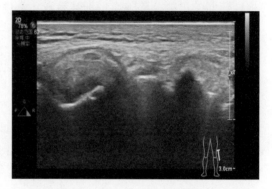

图 4-23-4　左膝外侧副韧带周围痛风石

诊断：

1.左膝周围关节滑囊、周围肌腱及韧带多发痛风石形成。

2.左膝关节软骨面回声增强：尿酸沉积？或其他。

左踝关节腓骨长肌腱、腓骨短肌腱周围探及厚薄不均的强回声团，较厚处约15mm，趾长伸肌腱周围及外侧足背软组织内均探及大小不等的强回声团堆积（图4-23-7～图4-23-11），较大的约50.0mm×11.5mm，内踝皮下软组织内探及一大片低弱回声灶，范围约50mm×50mm×16mm，内见点状强回声与液性暗区间杂，探头加压可见流动，其后方胫骨后肌腱及趾长屈肌腱周围探及较厚约5mm的强回声堆积（图4-23-5，图4-23-6）；左踝皮下组织增厚、回声增强，见裂隙样液性暗带，左踝前隐窝探及厚约2.8mm的液性暗区，滑膜稍增厚，内见点状强回声分布；跟腱回声连续，内见较多片状强回声堆积，较厚处约5mm（图4-23-12），CDFI未见明显异常血流信号；足后跟皮下探及强回声团，厚约9mm。

诊断：

1.左踝关节周围皮下软组织水肿伴多发痛风石形成伴内踝处局限性积液。

2.左踝周围肌腱痛风石形成。

3.左踝前隐窝积液Ⅰ级伴尿酸沉积。

【实验室检查】

心肌酶学：铁（Fe）3.9μmol/L，尿酸（UA）339μmol/L，β_2-微球蛋白（β_2-MG）

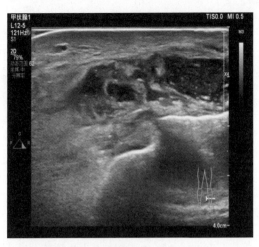

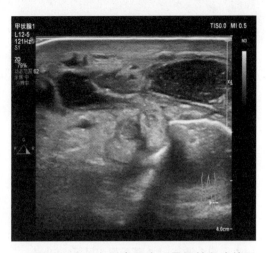

图4-23-5　左侧内踝皮下局限性积液伴云雾状痛风石

图4-23-6　左侧内踝皮下局限性积液伴云雾状痛风石

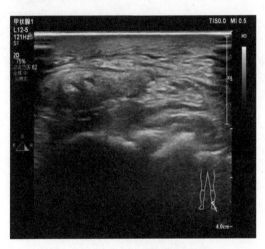

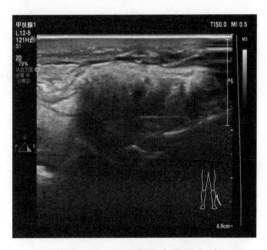

图4-23-7　左踝周围痛风石（1）

图4-23-8　左踝周围痛风石（2）

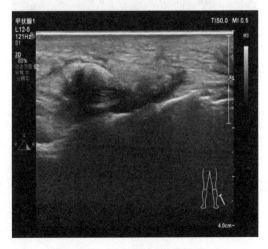

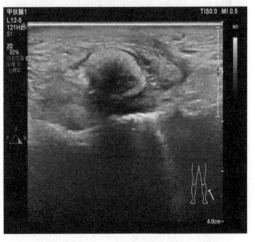

图4-23-9　左踝周围痛风石（3）

图4-23-10　左踝周围痛风石（4）

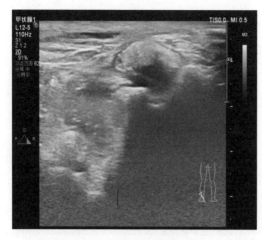
图4-23-11 左踝周围痛风石（5）

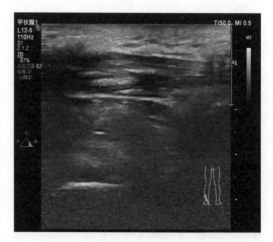
图4-23-12 左足跟腱多发痛风石

3.65mg/L，肾小球滤过率（GFR）52.59ml/min，胱抑素C（Cys-C）1.89mg/L，白蛋白（ALB）34.8g/L，白蛋白/球蛋白（A/G）1.0，免疫球蛋白A（IgA）5.45g/L。红细胞沉降率测定：血沉（ESR）76mm/h。尿常规提示尿pH 7.5。

血细胞分析＋CRP：白细胞计数（WBC）16.68×10⁹/L，中性粒细胞百分率（NEUT%）81.30%，超敏C反应蛋白（hs-CRP）1.0mg/L。血沉及PCT未见异常，生化提示钠（Na）132.9mmol/L，尿素（Urea）13.49mmol/L，$β_2$-微球蛋白（$β_2$-MG）3.04mg/L，肾小球滤过率（GFR）44.98ml/min，胱抑素C（Cys-C）2.21mg/L，丙氨酸氨基转移酶（ALT）92U/L，γ-谷氨酰基转移酶（GGT）64U/L。

【其他影像学检查】双能CT提示双膝、双足踝、双手腕多发绿色伪彩痛风结晶（图4-23-13～图4-23-16），体积分别约66.4cm³、56.9cm³、147.3cm³。

【小结】双能CT能直观地显示病变，甚至可见测量体积，但是高分辨率超声观察细节，对轻微病变更有参考价值。

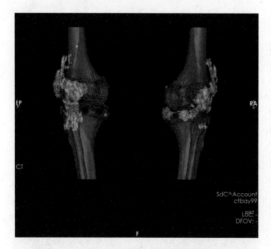
图4-23-13 双膝绿色伪彩痛风结晶（1）

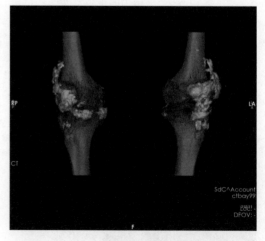
图4-23-14 双膝绿色伪彩痛风结晶（2）

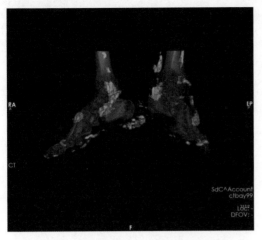

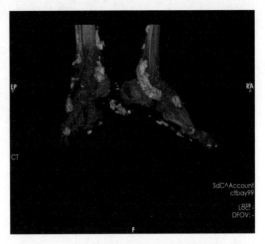

图4-23-15 双足多发绿色伪彩痛风结晶（1） 图4-23-16 双足多发绿色伪彩痛风结晶（2）

二十四、滑膜软骨瘤

患者：男性 年龄：65岁

【现病史】入院前5天，患者发现左大腿远端外侧包块，偶感包块疼痛，无发热现象，未予以特殊处理，患者为求诊治遂来就诊，门诊以"左大腿远端外侧包块"收治。自患病以来，患者一般情况可，大小便未见异常，体重未见减轻。

【既往史】预防接种史不详；既往有头部外伤手术史；余无特殊。

【一般情况】无特殊。

【专科情况】左大腿远端外侧可扪及一大小为4.0cm×4.0cm左右的包块，质硬，有触痛，表面光滑，活动度好，与周围组织界线清楚，温度正常，患肢远端血循环、感觉未见异常。

【超声检查】于左侧膝关节患者所述"包块"处探查，左膝髌上囊可见积液（图4-24-1），最大径约10.5mm，可见滑膜增生（图4-24-2），最厚处约8.3mm，CDFI探及较丰富血流信号（图4-24-3）；左膝关节髌上囊内可见多发稍强回声团，较大者约9.8mm×5.4mm（图4-24-4）。

超声提示：左侧膝关节髌上囊积液伴滑膜增生，血流Ⅱ级伴游离体形成。

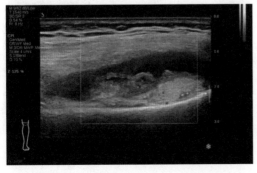

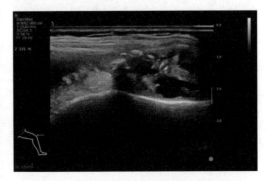

图4-24-1 左膝髌上囊积液及滑膜增生 图4-24-2 左膝髌上囊积液及滑膜增生

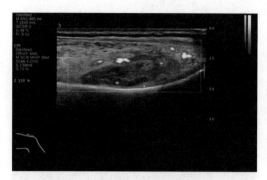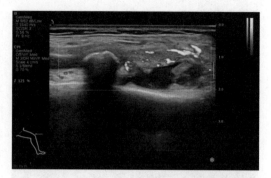

图4-24-3　左膝髌上囊滑膜血流丰富　　　　　　图4-24-4　左膝髌上囊多发稍强回声团

【其他影像学检查】

MRI所见：左膝髌上囊及关节腔较多积液，滑膜明显不规则增厚，并见多发结节状、片状混杂短T₂信号影，以髌上囊为甚（图4-24-5，图4-24-6）。左膝关节周围软组织明显肿胀。左膝诸骨边缘骨质增生，关节面欠光整，髌股间隙变窄，关节面下多发小斑片信号增高影，左胫骨内侧平台关节面下长T₁长T₂信号影，压脂呈高信号。内外侧半月板前后角见点状信号增高影，未达关节面。外侧副韧带局部信号增高，局部连续性欠佳。前后交叉韧带形态、信号未见明显异常；髌骨内外侧支持带信号增高。

MRI诊断：①左膝髌上囊及关节腔上述改变，考虑色素沉着绒毛结节性滑膜炎。②左膝退变，髌股关节面下多发小斑片骨质水肿，左胫骨内侧平台关节面小囊变影。③左膝内外侧半月板前后角Ⅰ～Ⅱ度损伤（退变）；外侧副韧带损伤水肿（Ⅱ度），髌骨内外侧支持带损伤（Ⅰ度）。

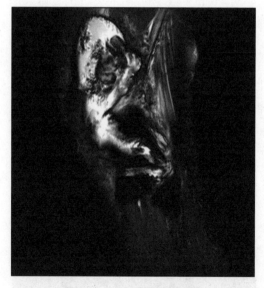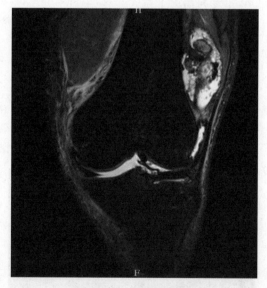

图4-24-5　左膝磁共振T₂W　　　　　　　图4-24-6　左膝磁共振

DR所见：左膝关节构成诸骨边缘轻度骨质增生，关节间隙变窄；左股骨下段外侧软组织内团片状致密影（图4-24-7，图4-24-8）。

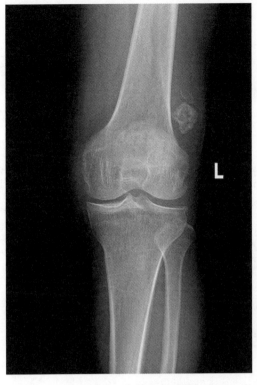

图 4-24-7　左膝左斜正位

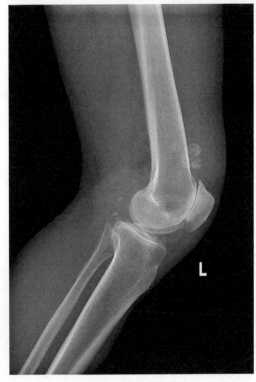

图 4-24-8　左膝左斜侧位

DR 诊断：左膝关节退行性变。左股骨下段外侧软组织内团片状钙化灶，请结合临床病史及相关检查。

【术中所见】待麻醉满意后，俯卧位，常规消毒铺巾，选择左大腿远端外侧肿物上切口，切口长约 5.0cm，逐层切开皮肤、皮下及筋膜达包块处，包块位于髌上囊内，大小约 4.0cm×3.0cm，活动度可，与周围软组织及肌腱粘连，为软骨样物质，用止血钳将粘连软组织及肌腱分离，然后完整将肿物切除，大量生理盐水冲洗伤口，先行任意皮瓣成形，再逐层缝合切口，纱布敷料加压包扎。

【病理检查】肉眼所见：灰白灰黄不整形组织一块，大小约 2.5cm×2cm×1.5cm（图 4-24-9）。

【病理检查】"左大腿远端外侧肿物"：镜下为大片成熟的软骨组织，结合影像和手术所见符合滑膜软骨瘤病（图 4-24-10）。

【小结】滑膜软骨瘤病（synovial chondromatosis）是一种少见的良性关节病，也称为关节鼠，是由滑膜软骨化生而引起，原因不明。以滑膜上形成软骨结节为特征，这些软骨小体多呈砂粒状，多时可达数十个，可带蒂生长，向关节腔内突出，亦可脱落进入关节腔内，成为游离体，受关节滑液滋养而逐渐长大，后期软骨结节可发生钙化或骨化，所以也称滑膜骨软骨瘤病。此病好发于关节，尤以膝、髋、肘、肩关节多见，掌指和指间关节滑囊及腱鞘偶有发生，多为单侧发病。超声表现主要是：①关节腔积液，关节腔内出现无回声区，关节腔增大，滑膜增厚凹凸不平，回声增强。②关节腔内一个或数个，大小不等，呈圆形、椭圆形随关节运动而移位的强回声团，后方伴声影。③有时

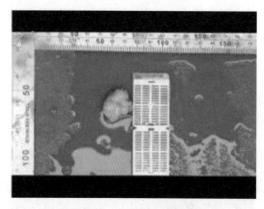

图4-24-9   标本大体摄像

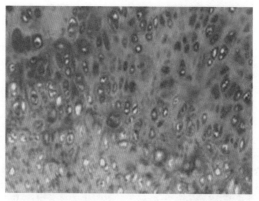

图4-24-10   镜下所见成熟分叶状软骨组织

关节面因长期磨损不光滑，呈虫蚀样改变。④在膝关节发生者，常同时发生髌上滑囊炎和腘窝囊肿。

二十五、软组织异物

患者：女性   年龄：66岁

【现病史】1个月前收油菜籽时被刺伤，现疼痛加重3天。

【既往史】【一般情况】均无特殊。

【超声检查】右手小指近端指节屈侧皮下脂肪层内探及一大小约13mm×1mm条状稍强回声，边界清楚，形态规则，其内部为纤维状稍高回声（图4-25-1），其周边可见低回声带环绕（图4-25-2），与邻近指屈肌腱分界清楚，邻近指屈肌腱回声未见明显改变（图4-25-3），CDFI该区域未见明显血流信号（图4-25-4）。

【小结】软组织异物常见的有金属、玻璃、木质、塑料、石头等。大的表浅的异物易于清除，软组织深部的、细小的、散在多发的异物处理上较为困难，高频超声能清晰地显示皮下软组织各层的细微结构，如肌肉、肌腱、周围神经及血管等组织结构，特别

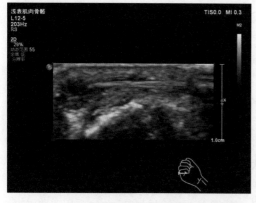

图4-25-1   右手小指脂肪层内见条状稍强回声

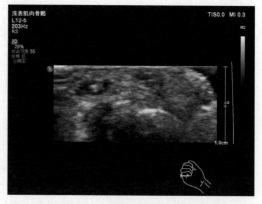

图4-25-2   周边可见低回声带环绕

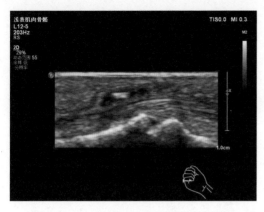

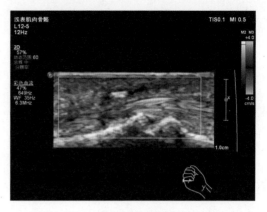

图4-25-3　与邻近指屈肌腱分界清楚，肌　　　图4-25-4　该区域未见明显血流信号
腱回声未见明显改变

是超高频超声的应用，在浅表软组织检查方面能优于CT、MRI等。

高频超声确认软组织异物具有如下优势：

1.无创、价廉，无辐射。

2.可检出透X线的异物。

3.可初步评判异物的种类：金属类异物呈强回声，后方伴彗尾；石头、玻璃、塑料等非金属类异物呈强回声，后方伴声影；草木、纱布类异物高回声，部分可显示内部纤维回声，小的异物声影不明显，大异物可伴声影。

4.可术中超声定位，超声可以实时引导异物的取出。

5.可行床旁检查，争取救治时间。

6.可提示异物所处层次及周围毗邻，给临床医师提供合适的手术路径，减少手术损伤及并发症。

7.彩色多普勒闪烁伪像可出现在部分异物后方（金属、石头等）助于异物识别。

8.金属类异物超声可以实时观察磁力实验，便于区别和取出。

（秦　倩　张　艺　李蔚兰海　张俊清

张知剑　刘　蓉　朱文玲　胥苏玲　龙洁莹　呼　勤）

参考文献

［1］Khoo M L C, Asa S L, Witterick I J, et al. Thyroid calcification and its association with thyroid carcinoma［J］. Head Neck, 2002, 24（7）: 651-655.

［2］Kim D W, Lee E J, In H S, et al. Sonographic differentiation of partially cystic thyroid nodules: a prospective study［J］. AJNR Am J Neuroradiol, 2010, 31（10）: 1961-1966.

［3］Lee M J, Kim E K, Kwak J Y, et al. Partially cystic thyroid nodules on ultrasound: probability of malignancy and sonographic differentiation［J］. Thyroid, 2009, 19（4）: 341-346.

［4］Park JM, Choi Y, Kwag HJ. Partially cystic thyroid nodules: ultrasound findings of malignancy［J］. Korean J Radiol, 2012, 13（5）: 530-535.